La farmacia natural

Wolfgang Möhring

La farmacia natural
Antibióticos de la naturaleza

Traducción de Elisenda Solergibert

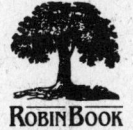

ROBIN BOOK

Licencia editorial para Bookspan por
cortesía de Ediciones Robinbook, S.L., Barcelona

Bookspan
501 Franklin Avenue
Garden City, N.Y. 11530

Título original: *Antibiotika aus der Natur.*

© 1999, W. Ludwig Buchverlag GmbH in der Verlagshaus Goethestraße GmbH & Co. KG, München.
© 2001 Ediciones Robinbook, s.l.
  Apdo. 94085 - 08080 Barcelona
Diseño cubierta: Regina Richling.
Fotografía: Regina Richling.
ISBN-13: 978-84-7927-427-6

Queda rigurosamente prohibida, sin la autorización escrita de los titulares del *copyrigth*, bajo las sanciones establecidas en las leyes, la reproducción total o parcial de esta obra por cualquier medio o procedimiento, comprendidos la reprografía y el tratamiento informático, y la distribución de ejemplares de la misma mediante alquiler o préstamo públicos.

Impreso en U.S.A.

Advertencia

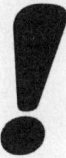

El presente libro ha sido cuidadosamente elaborado. No obstante, las recomendaciones que se dan no tienen una garantía absoluta. Ni el autor ni la editorial asumen responsabilidad ante ocasionales inconvenientes o molestias que resulten del seguimiento de indicaciones prácticas extraídas del libro.

Unos benignos germicidas

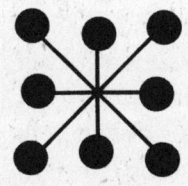 El uso de antibióticos sintéticos está aumentando continuamente. En las clínicas de Alemania su consumo creció aproximadamente un 28 % durante los últimos cinco años del siglo XX, mientras que en las consultas ambulatorias llegó hasta el 60 %. Esto se debe a que en muchos casos los antibióticos son vistos como un medicamento que sirven para todo y que actúan de una manera sorprendentemente rápida y eficaz.

Pero los antibióticos químicos deberían utilizarse sólo cuando fuera realmente necesario, cumpliendo así con su importante cometido como medicamento de urgencia y no como fármaco para todo.

El remedio milagroso también entraña riesgos

La colaboración del paciente es esencial para reducir el uso de antibióticos. «¿Qué puedo tomar para encontrarme mejor cuanto antes?» debe ser una pregunta a evitar, ya que es más efectivo plantearse si existe algo que ayude a acelerar la curación de la mejor manera posible.

Este cambio de mentalidad ya se está empezando a notar. La gente ha dejado de creer ciegamente en la acción de los antibióticos sintéticos y es consciente de los efectos secundarios que comportan. La búsqueda de posibles sustitutos se orienta cada vez más hacia tratamientos basados en plantas medicinales y otros remedios naturales. La gran farmacia que es la naturaleza pone a nuestra disposición una gran variedad de plantas que alivian y curan todo tipo de molestias.

Lo ideal sería que nuestro cuerpo pudiera actuar por sí mismo contra los microbios dañinos cuando no estemos enfermos y nos encontremos física y mentalmente bien. Para ello es importante llevar una alimentación sana y rica en frutas, verduras, vitaminas y minerales, disminuir el estrés ambiental y adoptar una actitud positiva ante la vida.

Obras académicas capitales como la reconocida Pschyrembel señalan que la ingestión de antibióticos no es recomendable para la mayoría de infecciones. La presencia exclusiva de fiebre nunca es razón de peso para administrar antibióticos.

Alternativas del reino vegetal

Existe una gran variedad de plantas medicinales sin efectos secundarios pero con propiedades antiinflamatorias y bactericidas muy útiles en caso de producirse una infección. Son los antibióticos naturales. Si sabemos cómo aplicarlas y usarlas, nos pueden ayudar a paliar molestias leves sin necesidad de recurrir a cócteles químicos. Algunas de estas plantas son de por sí antibacterianas o antivíricas y otras estimulan el sistema inmunológico, haciendo más efectivo su cometido. El ajo y la equinácea son dos de las más conocidas e importantes. En este libro hay una gran cantidad de eficaces recetas con plantas de acción antibiótica para aliviar pequeñas molestias.

No deben administrarse de forma indiscriminada, ya que no hay que olvidar que tanto las plantas medicinales, de suaves efectos, como los aceites esenciales, más potentes, son medicamentos cuyo uso inadecuado puede comportar graves efectos secundarios. En tal caso debe consultarse de inmediato con un médico o con un naturópata.

Las infecciones e inflamaciones no se pueden tomar a la ligera, aunque podemos renunciar a los antibióticos sintéticos más a menudo de lo que creemos. Una automedicación incorrecta puede llevar a un empeoramiento, complicaciones serias o a una nueva infección.

Cómo actúan los antibióticos

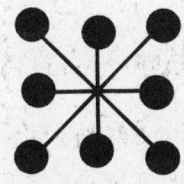 El descubrimiento de la penicilina en 1928 supuso uno de los cambios más radicales en la historia de la medicina. La efectividad de la penicilina y de los antibióticos químicos elaborados a partir de entonces convencieron al mundo médico de que algún día las enfermedades infecciosas podrían erradicarse.

Los antibióticos son catabolitos de ciertos hongos y sus derivados sintéticos. Han contribuido a reducir epidemias que han asolado el mundo a lo largo de la historia, como la tuberculosis, y se consideraron prácticamente infalibles ante el ataque de bacterias.

Cómo surgen las resistencias

Hoy en día los antibióticos sintéticos están cada vez más en el punto de mira. Durante demasiado tiempo no se escatimó en ellos. A menudo se recetaban para pequeñas molestias sin importancia en lugar de usarlos únicamente como lo que son, medicamentos de urgencia útiles y eficaces para combatir infecciones graves.

Esto y el exagerado uso de antibióticos en la ganadería provocan que los distintos agentes dañinos muten genéticamente y se hagan resistentes a los diferentes medicamentos antibióticos. Algunos investigadores temen que pronto puedan surgir nuevas epidemias tan temibles como las que había antes del descubrimiento de los antibióticos.

Como todos los seres vivos, también los microbios se adaptan a las cambiantes condiciones del medio. Pero, para perjuicio nuestro, lo hacen a una velocidad vertiginosa. El agente del genuino virus de la gripe, por ejemplo, experimenta mutaciones tan continuas que constantemente surgen nuevas variantes inmunes a las vacunas.

No debe sorprendernos que las bacterias se hayan adaptado a las cambiantes condiciones de vida gracias a los antibióticos, ya que es obvio que han tenido muchísimo tiempo para hacerlo: las bacterias tienen una estructura celular mucho más sencilla que la de un organismo humano y cada 20 minutos nace una nueva generación. Una bacteria de la época en que se implantaron los antibióticos se parece tanto a una de hoy en día como un driopitecus, nuestro antepasado de hace 30 millones de años, a nosotros mismos.

Abuso innecesario de recetas

En un estudio realizado en Estados Unidos en 1995 se constató que casi la mitad de 110 millones de recetas médicas de antibióticos no se ajustaban a la enfermedad que debían tratar. Ya empieza a ser hora de que limitemos este uso excesivo para que las bacterias se hagan menos resistentes y aumente la probabilidad de que los antibióticos resulten efectivos cuando realmente los necesitemos. Los antibióticos deben continuar siendo únicamente un medicamento de urgencia.

Cómo funciona la defensa ante los gérmenes

Los antibióticos actúan de distintas formas. Una gran parte de ellos impide la multiplicación de los genes bacterianos y la formación de proteínas celulares. Muchos de los antibióticos que obstaculizan la formación de la albúmina no pueden diferenciar entre las células bacterianas y las humanas, lo que acaba produciendo la mayoría de efectos secundarios. La estreptomicina, tan usada años atrás, apenas se prescribe actualmente debido a los numerosos daños irreversibles que provocaba en la capacidad auditiva de los pacientes. Otros antibióticos atacan a los enzimas de las bacterias (sulfonamidas).

Los antibióticos mejor desarrollados son contraproducentes, ya que destruyen la estructura de las membranas celulares. Entre ellos se incluye también la penicilina, el antibiótico generalmente más tolerado, a excepción de algunas alergias a sus componentes, que actúa deteniendo los enzimas que las bacterias necesitan para construir las conexiones transversales entre las proteínas de las membranas celulares. Las bacterias se vuelven inestables y se desmembran.

El efectivo «ataque por todos los frentes» de los antibióticos en nuestro cuerpo también conlleva, lamentablemente, resultados indeseados. La presencia de pólipos del sacaromiceto (u hongo de la levadura) en el intestino o en la vagina es uno de los efectos secundarios más conocidos provocados por el abuso de antibióticos.

Efectos secundarios de los antibióticos sintéticos

Hoy en día somos más conscientes de los posibles efectos secundarios de los antibióticos. La creación de resistencias por parte de nuestro cuerpo es un tema que ha alcanzado tal dimensión que se ha acabado convirtiendo en el principal objeto de estudio de numerosas publicaciones científicas. Pero siempre pueden surgir complicaciones.

Contención del sistema inmunológico
En algunos casos, los antibióticos obstaculizan directamente la respuesta inmunológica de nuestro cuerpo, de forma que retardan la reacción de los anticuerpos y la actividad de los glóbulos blancos.

Destrucción de bacterias necesarias
El cuerpo humano alberga millones de bacterias. Sólo en la zona que comprende boca, nariz y faringe se estima que hay 50.000 millones de estos microorganismos que habitan en nosotros como nuestros «aliados». Este ecosistema tan compenetrado nos protege ante infecciones causadas por bacterias, virus u hongos. La ingestión de antibióticos de amplio espectro destruye este ecosistema y nos hace vulnerables a las infecciones. Se produce entonces un debilitamiento crónico de las defensas, que favorece las infecciones.

Millones de bacterias intestinales tienen, además de funciones auxiliares en la digestión y en la actividad metabólica, funciones esenciales para nuestro sistema inmunitario. Pueden desarrollar anticuerpos junto con un sistema linfático específico del intestino.

Pérdida de nutrientes
Los antibióticos pueden conducir a una absorción incompleta de los nutrientes en el intestino, especialmente de las vitaminas A y B, zinc y magnesio. Esta pérdida puede ser mayor si los antibióticos causan también diarrea.

Alergias y complicaciones orgánicas
Los antibióticos pueden llevar a la intolerancia a ciertos alimentos. Ocasionalmente (de hecho, raras veces) pue-

den producir graves efectos secundarios como leucemia, insuficiencia renal y alergias agudas con reacciones de choque.

Algunos conceptos técnicos importantes

Cuándo se habla de inflamación

Una inflamación es una reacción de determinados tejidos de nuestro organismo ante distintos estímulos, como roces, opresión, sustancias químicas, calor y microorganismos (virus, bacterias y parásitos). Suelen considerarse una enfermedad, pero sólo son un indicador del funcionamiento de los mecanismos de defensa: los vasos sanguíneos se dilatan en los tejidos inflamados a causa de determinadas sustancias y las membranas capilares se vuelven más porosas, de manera que las células defensivas pueden llegar más fácilmente a los tejidos atacados y combatir los agentes invasores.

Cuándo se habla de infección

Una infección es una invasión de microorganismos (virus, bacterias, hongos, parásitos) en plantas, animales o personas. Los síntomas de enfermedad se producen por el correspondiente incremento de microorganismos, el cual depende exclusivamente del tipo de agente y del sistema inmunitario de la persona.

Anti *significa «actuar en contra»*

- *Antibacteriano*: así reaccionan los medicamentos que influyen en el aumento del número de bacterias aniquilándolas (bactericidas) o frenando su desarrollo (bacteriostáticos).
- *Antibiosis*: se denomina así a la destrucción o inhibición del crecimiento de microorganismos.
- *Antimicótico*: significa que los medicamentos influyen en el desarrollo de los hongos, destruyéndolos (fungicida) o frenando su crecimiento (fungistático).
- *Antisepsia*: bajo este término se entiende la aniquilación o destrucción de agentes infecciosos en las heridas.

La aparición repentina de pus en una herida cutánea indica que los glóbulos blancos han iniciado su lucha contra los gérmenes invasores. La batalla defensiva se encuentra en todo su apogeo.

Las alternativas de la medicina natural

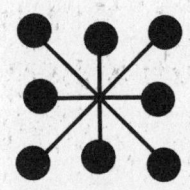
Las plantas medicinales pueden sustituir a los antibióticos sintéticos en el tratamiento de algunas dolencias leves concretas. Los productos de origen orgánico tienen la ventaja de que sus componentes se han desarrollado a partir de pruebas y errores realizados durante miles de años por la naturaleza. Es evidente que la gama de principios activos así surgida actúa de manera diferente a la de un producto sintético de laboratorio.

Cómo actúan las plantas medicinales

Las plantas medicinales son mezclas de una gran cantidad de componentes distintos. Por eso el efecto específico de una planta incluye la totalidad de sus agentes activos, tanto los principales como los secundarios.

A nivel medicinal los grupos de agentes activos principales más importantes son los glicósidos, los alcaloides, los aceites esenciales, los flavonoides, los taninos, las saponinas y los principios amargos. La mayoría de plantas medicinales contienen muchas sustancias de efectos curativos pertenecientes a los diferentes grupos. Sin embargo, los agentes activos predominantes definen el ámbito de actuación e intervienen en nuestro organismo centrándose en determinados tejidos, órganos o funciones y fortaleciendo las defensas, de forma que respaldan la función de un órgano o sistema o favorecen su curación.

Las plantas con elementos antibióticos eficaces pueden ayudar a reducir el uso de antibióticos sintéticos. Con ello también se garantiza que el antibiótico actúe eficazmente cuando alguna vez sea necesario recurrir a él.

Muchos enigmas se van resolviendo

Gracias a la investigación de la farmacología moderna se van determinando los componentes de diferentes plantas, entre ellos los agentes activos antibióticos. Las plantas medicinales con elementos antibióticos y que estimulan las defensas pueden sustituir en algunos casos a los antibióticos sintéticos, siempre que se siga el tratamiento adecuado. Los componentes más conocidos son los aceites esenciales, una de cuyas formas específicas son los glicósidos de aceite de mostaza. A diferencia de los aceites esenciales, los aceites de mostaza se liberan tras la disociación enzimática de los glicósidos y se encuentran, por ejemplo, en la capuchina y el rábano picante. Los aceites esenciales se encuentran, entre otras plantas en el tomillo, la ajedrea y la menta piperita. Pero los aceites esenciales tienen además otra cualidad: influyen en nuestros sentimientos y estados de ánimo. Su aroma nos levanta el ánimo, relaja y despeja, lo que puede contribuir a una curación más rápida.

Los taninos también frenan las inflamaciones

Además de las plantas con aceites esenciales, existen otras que tienen efectos antibióticos, como es el caso de la uva de oso (o gayuba), que es muy efectiva ante las cistitis.

Los taninos (elementos curtientes o astringentes) tienen un efecto que, en tanto que «curtientes», hacen la piel y las mucosas más fuertes y resistentes. Los taninos en la alimentación se reconocen por la sensación astringente que dejan en la boca, como por ejemplo el té negro.

Algunas plantas con taninos (principios astringentes), como la tormentila y la corteza de roble, que aparecen con frecuencia en las recetas, poseen igualmente efectos antiinflamatorios: la tormentila, por ejemplo, es útil para frenar las diarreas y las inflamaciones de la boca y la faringe, y la corteza de roble para aliviar las dolencias cutáneas. Los taninos suelen tomar parte en algunas reacciones antiinflamatorias. En ciertas plantas, como la salvia, el poder antibiótico del aceite esencial actúa junto con las propiedades antiinflamatorias de los taninos.

Sobre el origen de las enfermedades

Los microbios (bacterias, virus, hongos) no son los únicos causantes de las enfermedades. El microbio, de hecho, no es nada por sí mismo y todo lo determina el terreno en el que actúa. Las personas suelen enfermar a causa de sus propias condiciones físicas y su estilo de vida. Su disposición corporal congénita, determinada por los genes, es fundamental. Cada persona tiene unos puntos débiles concretos que pueden dar pie a enfermedades según su propio estilo de vida y herencia genética. El hecho de que se produzca una infección y el grado en que lo haga dependen de la resistencia general de nuestro cuerpo y de los microbios que hayan atacado el tejido, así como de la fuerza y cantidad de los agentes patógenos.

Respetuosos con los tejidos de nuestro cuerpo

Una gran ventaja de las plantas con aceites esenciales respecto a la mayoría de remedios químicos es su reacción contra los microbios, así como su inocuidad con el tejido infectado. Los antisépticos convencionales atacan tanto a los microbios como al tejido infectado. Las plantas medicinales y sus aceites esenciales no sólo actúan contra los microbios, sino que también ayudan a sanar la zona, así como el entorno en el que las bacterias pueden desarrollarse. Por ejemplo, los aceites que actúan contra el ácido úrico alivian las molestias en las dolencias reumáticas. Otro atractivo de los aceites esenciales es que su efecto antiséptico no requiere de una aplicación prolongada o de recordatorio. Esto puede deberse a que a menudo no sólo combaten la infección, sino que también movilizan las propias defensas del cuerpo.

Un ejemplo destacado de efectos combinados son los aceites esenciales que ayudan a disminuir y regular el azúcar en la sangre. Están especialmente recomendados para actuar contra bacterias que hayan afectado a diabéticos.

Elegir las dosis

Las plantas utilizadas con fines curativos pueden tener también efectos secundarios, igual que los elementos sintéticos. «De la dosis depende que un producto sea una medicina o un veneno.» Esta sentencia de Paracelso puede aplicarse aquí perfectamente. No está de más tomar ciertas precauciones en la automedicación con plantas medicinales que, aunque muy efectivas, son suaves y no suelen causar efectos secundarios graves. No obstante, hay que respetar siempre las dosis y recomendaciones indicadas en el libro.

Este punto es muy importante en el empleo de los aceites esenciales. A diferencia de los extractos líquidos de plantas medicinales que se pueden utilizar en forma de infusiones, compresas, inhalaciones o baños, se trata aquí de un concentrado de elementos activos que actúa enérgicamente y que, a veces, incluso en pequeñas cantidades, puede tener efectos secundarios indeseados. Se puede dar el caso de que la ingestión de aceites esenciales deba ser interrumpida por recomendación médica. Pero un profano también puede utilizar los poderes antibióticos de estos aceites en friegas, inhalaciones, compresas o baños. Además, las plantas que contienen aceites esenciales también se pueden utilizar en forma de extracto líquido, que igualmente contiene aceites esenciales con su efecto antibiótico, si bien son sustancialmente más suaves.

Uso moderado de aceites esenciales

Al emplear aceites esenciales, igual que con las plantas medicinales, hay que cumplir escrupulosamente las indicaciones dadas en el libro.

- La administración prolongada de algunas plantas más allá de lo necesario puede producir irritación en el estómago, el intestino o los riñones.
- El uso de plantas medicinales diuréticas, laxantes o fuertes estimulantes durante el embarazo deben realizarse bajo control médico.
- Todos los aceites esenciales pueden causar algún tipo de irritación cutánea, especialmente en las personas

sensibles. Los casos más frecuentes se dan con el anís, el cayeput, el eucalipto, el niaulí, la menta piperita, el tomillo, la canela y las esencias cítricas.
- Se sabe que la ingestión de hinojo, romero, salvia e hisopo, a veces incluso en dosis pequeñas, puede desencadenar ataques epilépticos. Por precaución, los enfermos de epilepsia deberían evitar también su uso externo.

El tratamiento naturista adolece a menudo de ese primer alivio inmediato que se siente cuando se emplean antibióticos sintéticos, pero, a cambio, nos evitan también muchos efectos secundarios, siempre y cuando se sigan sus sencillas instrucciones sobre dosificación y modo de empleo.

Los aceites esenciales y todas las demás aplicaciones fuertes como las gotas de plantas y las dosis altas de tés de hierbas medicinales no son adecuados para el tratamiento no profesional en niños.

Posibles reacciones alérgicas

Las alergias se están haciendo cada vez más frecuentes. Entre ellas también se incluyen las reacciones alérgicas a las plantas medicinales y los aceites esenciales. Un contacto directo con la piel, por ejemplo mediante compresas, puede causar en algunas personas enrojecimientos, hinchazón o incluso grandes ampollas en todo o una parte del cuerpo. A veces, también aparecen reacciones alérgicas en la mucosa intestinal. Tras la ingestión de ciertas plantas medicinales, las personas afectadas reaccionan con náuseas, dolor de estómago, diarrea y erupciones cutáneas.

- *Reacciones hipersensibles.* De las plantas utilizadas en este libro, se sabe que las siguientes causan reacciones alérgicas en pacientes hipersensibles: árnica, milenrama, hiedra, lavanda, hierbabuena, anís, hinojo, trementina, canela y frutos cítricos.
- *Grupo alérgico.* En caso de alergia a las compositifloras debe evitarse también el uso de árnica, bolsas de pastor, uña de caballo, manzanilla, cardo mariano, caléndula, milenrama, equinácea, eupatorio y ajenjo.
- *Reacciones fotoalérgicas.* La exposición a fuertes rayos solares tras el empleo externo o interno de plantas medicinales ricas en cumarinas puede producir una reacción alérgica que se manifiesta mediante quemaduras y erupciones graves. Esto afecta especialmente a las personas de piel clara. Se conocen ciertas reacciones provocadas por la bergamota (cuya esencia también contienen algunos perfumes y lociones capilares) u otros aceites cítricos como el de limón o el de naranja, la angélica, la hierba de san Juan y la imperatoria.

Los aceites esenciales, con muy pocas excepciones, se emplean diluidos. Las sustancias que todavía no se han usado deben probarse siempre antes en una pequeña zona de la piel, muy diluidas, y no ingerirlas ni utilizarlas nunca en un baño de cuerpo entero.

Pocas veces aparecen molestias

Con relación a la frecuencia de su uso, pocas veces se dan reacciones alérgicas hipersensibles provocadas por plantas medicinales. Lo mismo sucede con los aceites esenciales concentrados, siempre y cuando se respeten las dosis recomendadas. Además, las posibles molestias que puedan producirse tras el disfrute de infusiones, inhalaciones, irrigaciones o apósitos son, por lo general, de naturaleza más bien inocua.

Si, a pesar de todo, se produce una reacción alérgica, la recomendación más importante es evitar, o como mínimo reducir, lo antes posible el contacto con el alergógeno (el componente que ha provocado la alergia). En caso de fuertes reacciones, consultar con un médico o un naturópata.

Los límites de la automedicación

Las plantas medicinales que aparecen en el presente libro han sido reunidas básicamente por su poder antibiótico y antiinflamatorio. Un gran número de eficaces recetas le ayudarán a aliviar y curar molestias leves.

Es imprescindible conocer los límites de la automedicación respecto a inflamaciones e infecciones. Está indicada para aliviar y curar pequeñas molestias, síntomas de algunas enfermedades o malestares, como por ejemplo inflamaciones en la boca, el cuello y la faringe o también la fiebre. Pero la automedicación con plantas medicinales y aceites esenciales no puede sustituir nunca el consejo profesional de un médico o de un naturópata.

Se debe acudir al médico o naturópata si...

- aparecen síntomas pronunciados, como fiebre alta o fuertes dolores;
- se siente malestar general, gran debilidad, agotamiento o alteraciones circulatorias y cardíacas;
- las molestias empeoran, surgen otros síntomas o alguna dolencia concreta se alivia repentinamente pero vuelve a aparecer más tarde;
- en tres días las molestias no han mejorado o desaparecido completamente;
- tras algunos días aún persisten síntomas leves y no se sabe exactamente de qué se trata. Tras síntomas aparentemente inofensivos pueden ocultarse graves enfermedades que un profano en la materia no sabe reconocer (¡y menos aún puede ni debe medicar!).

Si el médico debe prescribir un antibiótico sintético, es muy importante que tenga también en cuenta la duración de la toma, pues la interrupción precipitada del tratamiento también favorece la resistencia de los agentes patógenos.

El poder antibiótico de hierbas y especias

Aceites esenciales

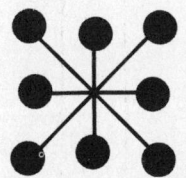
Los aceites esenciales remiten al aroma de la cosmética y la cocina, a los paseos por el bosque o fragantes prados. Han sido utilizados por las más variadas culturas, por lo que su uso medicinal está estrechamente ligado a las prácticas míticas, la magia, la superstición y la religión. Mediante la quema de elementos vegetales aromáticos se buscaba alcanzar la transcendencia.

La industria alimentaria actual también utiliza sustancias aromáticas naturales. Un ejemplo son las esencias de limón, naranja y lima que se añaden a mermeladas y jaleas de frutas. En la cosmética se emplean aceites esenciales no sólo por su fragancia, sino también por sus propiedades para el cuidado de la piel.

La influencia de los olores en el sistema nervioso

En la aromaterapia se utiliza, entre otros, el efecto aromático de los aceites esenciales, incluso en el ámbito médico. El del olfato es el único sentido que está en conexión directa con el sistema límbico, la parte de nuestro cerebro más antigua desde el punto de vista histórico-evolutivo. A través de esta vía, los olores influyen directamente en nervios, sentimientos y estado de ánimo. El efecto de los aceites esenciales puede, por ejemplo, estimular, favorecer la concentración o relajar y tranquilizar. Actúan con su aroma equilibrando y armonizando nuestro sistema nervioso vegetativo. Ahora bien, el apetito y la actividad digestiva también se estimulan como un acto reflejo mediante los sentidos del olfato y el gusto.

La terapia con plantas medicinales que contienen aceites esenciales es ancestral. Se cree que la obra sistemática y científica más antigua sobre las hierbas medicinales y sus efectos es el libro Pen-ts'ao del emperador chino Shen-Nung (2700 a. C.).

La aplicación médica

El uso médico de plantas medicinales, y especialmente de sus aceites esenciales destilados, es de un gran valor terapéutico, ya sea en forma de fricciones, inhalaciones, apósitos, gotas o infusiones. Lo principal es su excelente poder curativo y antibiótico.

La menta piperita, el eucalipto y el clavo son algunos ejemplos de plantas cuyo efecto principal se atribuye a su contenido en aceites esenciales. El aceite de eucalipto se emplea en inhalaciones en casos de resfriados, el de clavo alivia el dolor de muelas y la esencia de menta calma las molestias digestivas.

La aromaterapia (aquella que trabaja con los aceites esenciales de las plantas medicinales) relaciona efectos médicos concretos con el bienestar emocional y la armonización del sistema neurovegetativo. Hoy en día se sabe lo importante que es un sistema nervioso equilibrado para mantener íntegras las defensas.

Uno de los pioneros de la aromaterapia en Europa es el médico francés Jean Valnet. Durante su etapa como médico militar durante la Segunda Guerra Mundial trató a los heridos, y con gran éxito, con esencias aromáticas.

Esencias naturales altamente concentradas

Existen líquidos aceitosos extremadamente olorosos que se evaporan fácilmente en el aire y a los que se debe el característico perfume de las plantas. Los fármacos de aceites esenciales comprenden todas las plantas que contienen aceites líquidos, volátiles, con un aroma y olor característico y un gusto fuerte o amargo. Estos aceites se extraen de las hojas, flores, frutos, raíces y de la madera, y más raramente de ramas y de la corteza.

Los aceites se encuentran en determinados filamentos y escamas de la superficie de las plantas, en las células o en el interior de las glándulas secretoras. Pueden estar en todos los tejidos vegetales o limitarse únicamente a partes concretas de la planta. Por ejemplo, los aceites de la rosa y de la lavanda se encuentran en las flores; el de la canela, en las hojas y la corteza; el de la menta, en las hojas y ramas, y el del limón, en las flores y la cáscara del fruto. Estos aceites se consideran a menudo la esencia (el ser) de una planta, por lo que también se les denomina «esencias». Surgen directamente como resultado del metabolismo de la planta. Sus posibles funciones son la protección ante lo que se ingiere, la atracción de insectos, la reducción de la pérdida de humedad y la protección ante parásitos (acción antibiótica).

Cantidades e ingredientes

El contenido de aceite esencial en las plantas oscila entre el 0,01 y el 10 %, e incluso más. Los fármacos elaborados con estos aceites contienen al menos un 0,1 %, por lo general entre un 0,1 y un 2,0 % y algunas veces hasta el 20 % de esencia. No todas las plantas contienen aceites esenciales (se calcula que sólo un 30 % de ellas). Los componentes aromáticos de las esencias son tan fuertes que incluso altamente diluidos pueden ser detectados mediante el gusto o el olfato. Las esencias sólo son solubles en alcohol y aceite, nunca en agua. Están formadas por una mezcla de diferentes elementos que, según el aceite, pueden ser muy complejos. Por ejemplo, del aceite de melisa se conocen unos 120 ingredientes y todavía no se han determinado todos los componentes de muchos aceites.

Los aceites esenciales están formados por combinaciones terpenoides (monoterpenos, como el mentol; sesquiterpenos, como el azulino, y cadenas propanofenólicas, como el eugenol, volátil y de penetrante olor, que se extrae del clavo). En los terpenos se encuentra el efecto antibiótico de la mayoría de aceites.

Todos los aceites esenciales poseen efectos desinfectantes y antibióticos, si bien en diferentes proporciones. Esta propiedad permite, por ejemplo, que las plantas puedan protegerse de la voracidad de los insectos y de ataques de parásitos.

El uso de las especias

El efecto de los aceites esenciales es idéntico al de las especias aromáticas. Las especias son elementos desecados de plantas con un contenido más o menos elevado de sustancias olorosas y picantes. Se utilizan desde hace mucho tiempo para mejorar el sabor, pero ante todo favorecen la digestión y previenen los procesos de fermentación y descomposición gracias a su alto poder desinfectante. Las especias, con sus aceites aromáticos, tienen una larga tradición en los países meridionales y tropicales, donde los procesos de fermentación en la zona intestinal pueden llevar a graves enfermedades.

El aceite esencial del tomillo, por ejemplo, tiene una acción bactericida proporcionalmente más potente que el fenol, un desinfectante químico. El tomillo combate causas patógenas tan difíciles como el bacilo del carbunco y los desencadenantes del tifus, la difteria y la tuberculosis.

Fitoterapia en la cocina

Los cocineros aplican a diario la fitoterapia y la aromaterapia cuando utilizan tomillo, mejorana, ajo y cebolla. Algunos ejemplos de los importantes efectos de las especias como la mejorana, el orégano y la ajedrea son:

- Alivio y prevención de flatulencias y contracciones musculares.
- Estimulación del movimiento intestinal y de las glándulas digestivas.
- Fomento del apetito y alivio de la sensación de empacho.

Es importante saber que el contenido de elementos activos de las especias no está estandarizado, como sí sucede con las hierbas medicinales. Esto significa que la concentración de agentes activos puede oscilar considerablemente según la zona de cultivo, el periodo de almacenamiento, etc.

Además, durante la cocción se pierde parte del aceite esencial, por lo que el efecto terapéutico de las espe-

> ### El índice aromático
>
> El investigador francés Bellaiche analizó la eficacia de los aceites esenciales ante gérmenes especialmente propensos a desarrollar enfermedades.
>
> Las cifras indican el denominado índice aromático (el valor absoluto 1 significa que han detenido con fuerza todos los gérmenes analizados).
>
> - Orégano 0,873
> - Tomillo 0,711
> - Canela 0,687
> - Clavo 0,517
> - Cayeput 0,333
>
> - Romero 0,317
> - Pino 0,317
> - Hinojo 0,312
> - Lavanda 0,296
> - Mirto 0,250

cias es, por lo general, mucho más atenuado respecto al de las plantas medicinales.

Los efectos en el cuerpo

Una particularidad de los aceites esenciales es su eliminación a través de los pulmones o la uretra. Esto es válido tanto para los aceites ingeridos como para los aplicados sobre la piel. De esta manera, su poder antibiótico se vuelve especialmente efectivo. Por ejemplo, el eucalipto y el tomillo actúan muy bien en las vías respiratorias; el enebro, en el conducto urinario, y el comino y el hinojo, en el intestino delgado. Las plantas que contienen aceite de mostaza, como el ajo y la cebolla, desinfectan y descongestionan las vías respiratorias. Junto a la acción antibiótica hay todavía una segunda: la estimulación de la piel y las mucosas. Los aceites esenciales se aplican para aumentar la circulación sanguínea y calmar el dolor.

No sin motivo, la cocina popular gusta de condimentar con comino alimentos fuertes y grasientos como el cocido de cerdo y los guisos de col. Los aceites esenciales de esta especia actúan facilitando la digestión y evitan la flatulencia.

La versatilidad de los aceites esenciales

Los aceites esenciales son elementos vegetales y, como tales, muy diversos en sus efectos. En algunos aceites el efecto antibiótico es el principal, otros actúan irritando la piel, en otros la acción se centra en órganos o zonas del cuerpo concretos. Muchos aceites contienen diversos efectos:

- Alivio de flatulencias y efecto antimicrobiano: comino, hinojo, ajedrea.
- Estimulante nervioso, digestivo, antibiótico: lavanda.
- Antiinflamatorio: manzanilla, milenrama.
- Fortalecedor de defensas: tomillo.
- Digestivo, estimulante de la vesícula biliar: menta piperita.

Qué tipos de gérmenes se combaten

Bacterias

Con una investigación como la de Bellaiche (ver recuadro pág. 39) se demostró que la mayor gama de efectos antibióticos está en la ajedrea, el clavo, el orégano, el árbol de té, el tomillo y la canela. El aceite de pimienta también tiene un potente efecto antibiótico. También actúan muy bien contra algunas bacterias el cayeput, el eucalipto, el geranio, el estragón, la lavanda, el mirto, el *petitgrain*, el niaulí y el tomillo silvestre (serpol).

Hongos

El tomillo (timol), el aceite de canela y el de clavo, en una disolución al 1 por 1.000, fueron comparados con muchos medicamentos disponibles en el mercado por su acción fungicida.

Los aceites de canela y de clavo actúan especialmente contra *aspergilus* y variedades de *penicilium* en casos de micosis (infección fúngica) de piel, genitales, oído y sistema respiratorio. Los aceites de canela, pimienta, clavo y tomillo son especialmente eficaces como antimicóticos.

Virus

La aplicación localizada de extracto líquido de melisa ayuda a combatir los virus del herpes (*herpes zoster* y *herpes simplex*). Sin embargo, el aceite esencial no resulta efectivo, ya que se le han extraído los diferentes taninos que contiene. También los extractos de menta piperita, mejorana y tomillo han mostrado efectos contra el virus del herpes. Las infusiones de estas plantas actúan incluso mitigando el efecto de diferentes virus de la gripe. Desde hace mucho tiempo se conoce el efecto antigripal del té negro astringente.

A menudo, los extractos de hierbas tienen una asombrosa acción contra los diferentes microorganismos. La conocida agua de melisa de las religiosas suele actuar en muchas infecciones mejor que algunos antibióticos de uso muy extendido. Sin embargo, hay que tomarla con precaución a causa de su elevado contenido de alcohol.

La particular malicia de los virus

El problema en la lucha contra los virus es que éstos no son organismos autónomos como las bacterias y los hongos, sino que se multiplican en el interior de las células del huésped. Según el tipo, los virus infectan células determinadas de nuestro cuerpo, las cuales perecen tras la invasión de virus plenamente desarrollados.

Siempre es difícil detener el desarrollo de los virus sin dañar las células al mismo tiempo. Esto explica por qué hasta hoy no se ha encontrado un medio para combatirlos directamente. Tras extensos estudios se descubrió que los aceites de canela, pimienta y clavo eran las sustancias antivíricas más efectivas, especialmente contra los virus del herpes y los adenovirus (virus del resfriado). Evitan la concentración de virus sin lesionar las células de nuestro cuerpo. A menudo se produce al mismo tiempo un destacado aumento de la inmunoglobina, un claro indicio de la estimulación del sistema defensivo.

Los antibióticos vegetales más importantes

- ajedrea
- ajo
- albahaca
- alcanfor
- anís
- árbol de té
- bergamota
- borneol
- canela
- cayeput
- cebolla
- ciprés
- clavo
- comino
- enebro
- estragón
- eucalipto
- geranio
- hinojo
- hisopo
- jengibre
- lavanda
- limón
- limoncillo
- manzanilla
- mejorana
- melisa
- menta piperita
- mirra
- mirto
- niaulí
- nuez moscada
- orégano
- pimienta negra
- pinocha
- romero
- salvia
- salvia romana
- sándalo
- serpol
- tomillo
- yema de pícea

Lamentablemente, los aceites esenciales de canela y clavo confirman que los efectos potentes no suelen tener lugar sin efectos secundarios, ya que también suelen provocar reacciones alérgicas.

Otros antibióticos vegetales

Los glicósidos del aceite de mostaza

Los aceites de mostaza y puerro, ricos en azufre, ocupan un lugar destacado entre los aceites esenciales. Se encuentran en algunas de las plantas más utilizadas en la cocina, como:

- la mostaza,
- la col,
- el rábano y el rábano picante,
- la capuchina y el berro,
- liliáceas como el ajo, la cebolla y el puerro silvestre.

Su olor es especialmente fuerte, en parte desagradable y picante, y el sabor, penetrante. Los glicósidos del aceite de mostaza tienen un efecto estimulante sobre los tejidos de nuestro cuerpo. Dentro de la categoría de plantas con aceites esenciales han mostrado efectos antibióticos y estimulantes de las mucosas y de la circulación especialmente fuertes. Los glicósidos del aceite de mostaza actúan sobre la digestión, el sistema urinario y el metabolismo en general y se utilizan, por ejemplo, en casos de bronquitis, gripe y cistitis. En algunas enfermedades, su efecto germicida se acerca al de la penicilina.

Las sustancias picantes

Las plantas ricas en elementos picantes contienen aceites esenciales que, como su propio nombre indica, incluyen elementos de sabor picante y tienen un efecto estimulante de todo el metabolismo semejante al del aceite de mostaza.

Se trata de un efecto antibiótico activado por el jugo gástrico, la saliva, el jugo del estómago y de los intestinos y el movimiento intestinal. Las materias picantes se encuentran en:

- la raíz de galanga,
- la raíz de jengibre,
- la pimienta negra.

En los aceites de mostaza se encuentran ingredientes volátiles en el vapor de agua, presentes en la planta mediante enlaces glicósidos. Surgen mediante procesos enzimáticos al moler la planta.

Posibilidades de aplicación

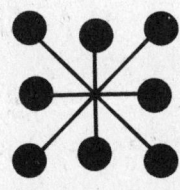 Las plantas medicinales y los aceites esenciales no pueden remplazar nunca a los antibióticos sintéticos, pero pueden ser de gran ayuda para evitar el uso excesivo de éstos. Además, las dosis altas no siempre proporcionan los mejores efectos. Al contrario, algunas esencias actúan mejor si están altamente diluidas, por lo que no equivalen a dosis homeopáticas.

Se puede conseguir un mejor efecto de todas las plantas si sus aceites esenciales se emplean en vapores, fricciones, inhalaciones y se ingieren como infusión.

En este capítulo encontrará indicaciones y consejos para comprar y usar hierbas medicinales y aceites esenciales.

Consejos a la hora de comprar

No todas las culturas utilizan las combinaciones más idóneas de los agentes activos de las plantas. En algunos países del Tercer Mundo no se siguen ciertas pautas higiénicas. Adquiera plantas medicinales y aceites esenciales en lugares de confianza.

Las plantas medicinales y los aceites esenciales de las farmacias tienen la ventaja de que han sido purificadas de residuos y aditivos. El contenido estandarizado (normalmente invariable) de aditivos corresponde a la farmacopea de cada país, que garantiza también sus efectos. En tiendas de productos dietéticos y herboristerías se vigila la calidad. Es importante utilizar aceites naturales y puros. Consulte a su farmacéutico.

Existen algunos aceites esenciales elaborados a partir de cultivos biológicamente controlados. Éstos son totalmente preferibles a los otros aceites, incluso aunque su precio sea más elevado.

Preparación de tisanas

Si se elaboran correctamente, las infusiones resultan un remedio fácil y suave, pero efectivo, para aliviar las molestias. Resultan adecuadas para los no profesionales de la medicina, ya que apenas suelen tener efectos secundarios.

La infusión (infusion = *verter)*

La infusión es la aplicación más conocida elaborada con plantas medicinales.

Utilización: poner una o dos cucharaditas (o la cantidad indicada) de hierbas medicinales, sueltas o en un objeto apropiado (colador o redecilla para té,...), en un recipiente adecuado (de vidrio o porcelana) y verter un cuarto de litro de agua hirviendo. Tapar y dejar reposar 10 minutos o el tiempo indicado en la receta. A continuación, pasar por un colador. Para no destruir los componentes, especialmente los aceites esenciales, las infusiones se acostumbran a preparar sólo con agua muy caliente.

Normalmente, en el ámbito médico suele utilizarse sólo un elemento principal de la planta, elaborado, además, de un modo sintético como, por ejemplo, el mentol extraído del aceite de menta piperita. Pero la esencia natural pura es más efectiva: el todo tiene un efecto diferente a la parte.

Cocción (decoctum = *decocción*)

En una cocción, las partes utilizadas de la planta se cuecen directamente en el agua. De esta manera, también se extraen los taninos.
Utilización: poner una o dos cucharaditas (o la cantidad recomendada) de hierbas medicinales en una cacerola con un cuarto de litro de agua caliente y llevarla a ebullición. Tapar bien la cacerola para evitar al máximo la pérdida de agentes activos volátiles. Hervir a fuego lento, removiendo

ocasionalmente, retirar y dejar reposar, según indique la receta. Para una cocción breve se deja hervir entre 1 y 3 minutos; si no, cocer unos 20 minutos. Dejar enfriar hasta alcanzar la temperatura deseada y colar.

El extracto frío (macerare = macerar)

El extracto frío se elabora cuando se quieren preservar al máximo los aceites esenciales y otros elementos delicados, como mucosas, mientras que las otras sustancias, como los taninos, sólo se requieren en pequeñas cantidades.
Utilización: poner una o dos cucharaditas (o la cantidad indicada) de hierbas en un cuarto de litro de agua fría. Tapar y dejar reposar entre 6 y 12 horas y después colar. Para asegurarse de que ha muerto la mayor cantidad posible de gérmenes que hayan podido aparecer durante ese tiempo, calentar el extracto brevemente hasta el punto de ebullición, dejar enfriar y beber según las indicaciones.

La utilización de los aceites esenciales

Los aceites esenciales son remedios de tal efectividad que pueden invertir repentinamente el resultado positivo deseado en todo lo contrario. Respete las dosis exactas recomendadas y utilice los aceites durante breve tiempo en caso de molestias agudas.

Para un uso externo realice fricciones, compresas, baños e inhalaciones. Los aceites esenciales se utilizan así por sus propiedades desinfectantes y adecuadas para la piel.

Los aceites esenciales presentan una buena absorción sobre la piel a causa de su liposolubilidad. Poseen la cualidad de pasar de lo superficial hasta lo más profundo, y llegan a órganos concretos cuando se aplican mediante masajes o en el baño.

Durante un experimento con animales, el aceite de lavanda que se había aplicado previamente sobre la piel rasurada de una cobaya se encontró durante la autopsia en los riñones del animal muerto.

Fricciones

Actualmente se sabe que los aceites esenciales, tras ser aplicados sobre la piel, se encuentran en la sangre y la linfa al cabo de unas cuatro horas. La fricción es una alternativa de utilización interna respetuosa con las mucosas del poder antibiótico de los aceites.

Utilización: Para una fricción, utilizar de 10 a 20 gotas de aceite esencial. Aplicar los aceites, si se pueden tolerar, directamente sobre la piel (¡pero nunca sobre las mucosas!). No obstante, se recomienda aplicarlos antes en pequeñas zonas de la piel para comprobar si se toleran sin problema. Lo mejor es que mezcle la cantidad indicada con una cucharadita, o media, de aceite de oliva. Para elaborar una cantidad mayor de ungüento, añada

100 mililitros de aceite (de oliva o aceite especial para heridas y quemaduras, hecho con hierba de san Juan) por cada 5 mililitros de aceite esencial. También los hidrolatos son adecuados para diluir. Se elaboran a partir de la destilación de aceites esenciales y contienen, junto al agua, restos del aceite aromático. El agua de rosas es el ejemplo más conocido.

Advertencia: Los aceites de menta, tomillo, orégano, clavo, ajedrea, nuez moscada, salvia, romero, cayeput, albahaca, enebro y jengibre deberían usarse sólo en pequeñas dosis para las fricciones, ya que actúan con gran fuerza.

En algunas aplicaciones debería utilizarse sólo agua hervida para evitar posibles riesgos de empeoramiento de una inflamación. Para esterilizar el agua se debe hervir al menos durante 20 minutos. También se puede usar agua destilada.

Inhalaciones y baños faciales de vapor

Las inhalaciones de vapor de agua con hierbas y aceites son una buena alternativa para aliviar las molestias de enfermedades de las vías respiratorias, como bronquitis, resfriado y sinusitis. Los aceites esenciales actúan a menudo con excesiva dureza en caso de irritaciones agudas; en este caso es más recomendable realizar inhalaciones a partir de elementos de la planta, por ejemplo manzanilla o yema de pícea. Los baños faciales de vapor sirven para el cuidado de la cara y también son especialmente adecuados en caso de acné, ya que limpian y alivian la irritación. Su aplicación se corresponde con el efecto de las sustancias vegetales sobre la piel de la cara; no se debe aplicar para actuar en las vías respiratorias.

Utilización: Para una inhalación, llene una fuente o una cacerola con 1 o 2 litros de agua hirviendo y añada las cantidades indicadas de plantas medicinales o gotas de aceite esencial (hasta un máximo de 10 gotas). A continuación, acercar la cara al recipiente y cubrir la cabeza con una toalla. Inhalar durante 5 o 10 minutos. Realizar las inhalaciones al menos dos veces al día.

Baños

Antes de incorporar las esencias al agua del baño, hay que diluirlas en alguna sustancia natural que no sea hidrosoluble, como una cucharada de miel, un vaso de nata o 1 litro (o medio) de leche. También se puede utilizar una yema de huevo, una cucharada de jabón líquido o una o dos cucharadas de leche hidratante.

Utilización: Mezclar hasta 10 gotas de aceite esencial en una de estas sustancias, añadir en el momento de entrar en el agua y mezclar. El baño, a una temperatura de entre 36 y 38 °C, no debe prolongarse más de 20 minutos. Utilizar entre 5 y 10 gotas de aceite y entre medio y 2,5 litros de agua para baños de pies y de asiento. No realizar este tipo de baños en caso de fiebre, hipertensión arterial, angiopatía y enfermedades cardíacas y circulatorias.

Los baños calientes de pies facilitan una mejor circulación sanguínea en todo el cuerpo, mientras los baños fríos actúan refrescando y tonificando.

En caso de piel seca, son especialmente indicados los baños con aceites grasos, como el de almendra, el de germen de trigo o el de aguacate. Mezclar entre media y tres cucharaditas de aceite con las cantidades indicadas de aceites esenciales.

Apósitos

Utilización: Sumerja una compresa, en la que previamente se habrán disuelto 5 gotas de aceite esencial, en medio vaso de agua. Empapar bien y aplicar sobre la piel. Secar con una toalla. Se suelen utilizar entre 1 y 5 gotas por cada 100 mililitros de agua, depende del aceite y de la tolerancia hacia el mismo. En aplicaciones con agua fría, por ejemplo para bajar la fiebre, los aceites esenciales pueden intensificar considerablemente su efecto. Para ello, añádansee algunas gotas en el agua.

Vapores

La mayor concentración en el aire de aceites esenciales adecuados para realizar desinfecciones se consigue mediante simples pulverizadores. Los quemadores de aceite son adecuados para propagar las fragancias en el aire y procuran una buena atmósfera y bienestar. A diferencia de los pulverizadores, no tienen ningún efecto terapéutico directo.
Utilización: añadir unas gotas del aceite indicado (ver págs. 80 y sigs.) en un vaporizador, un quemador de aceite, un cuenco con agua sobre el radiador o un humidificador de aire.

Aplicación interna

Se debe realizar bajo la supervisión de un médico especializado en aromaterapia o un naturópata. Los niños deben limitarse a ingerir infusiones.

La ingestión de cualquier aceite esencial afecta, en diferentes grados, a las mucosas del estómago y del intestino. Su efecto desinfectante puede empezar a actuar ya en la misma boca, como es el caso de la salvia.

Utilización: Si no se indica lo contrario, añadir 1 o 2 gotas de aceite esencial con un poco de miel (una cucharada) en media taza de infusión de hierbas o agua caliente. Dejar reposar y beber hasta un máximo de tres veces al día. También se pueden lamer las esencias directamente de la mano. No tomar una esencia determinada durante más de dos semanas.

Referencia para dosificaciones: un gramo equivale a 1 mililitro o a unas 50 gotas.

Aceites esenciales en la cocina

Numerosas especias contienen aceites esenciales que no siempre se pierden durante la cocción. Aproveche sus valiosas propiedades y cocine con anís, hinojo, comino, tomillo, orégano, clavo, canela, ajo, cebolla, etc.

Conocer y utilizar las plantas medicinales

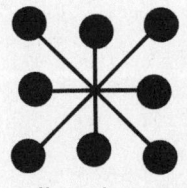

En este capítulo encontrará un resumen de las plantas medicinales que contienen los aceites esenciales más importantes y de suave acción antibacteriana, así como sus aplicaciones. Los antibióticos «estrella» de origen natural son presentados a continuación con todo detalle, mientras que los cuadros de las páginas 80 a la 88 ofrecen una breve información sobre todas las hierbas y esencias utilizadas y sus aplicaciones curativas.

Las diez plantas fundamentales

La siguiente selección describe las diez plantas medicinales de efectos antibiótico y antiinflamatorio más importantes, junto con una amplia gama de aplicaciones.

Principales esencias vegetales con efecto antibiótico

ajedrea	lavanda
ajo	limón
albahaca	limoncillo
alcanfor	manzanilla
anís	mejorana
árbol de té	melisa
benjuí	menta piperita
bergamota	mirra
borneol	mirto
canela	niaulí
cayeput	nuez moscada
cebolla	orégano
ciprés	pimienta negra
clavo de olor	pinocha
comino	romero
enebro	salvia común
espliego	salvia romana
estragón	sándalo
eucalipto	serpol
geranio	tomillo
hinojo	trementina
hisopo	yema de pícea
jengibre	

Ajedrea

Esta labiada disfrutaba ya en la antigüedad de una gran consideración. Se diferencia entre la ajedrea de jardín, más usada como condimento, y la silvestre, de sabor más penetrante. La ajedrea silvestre también es más efectiva como antibiótico. Por lo demás, ambas variedades se asemejan en efectos y aplicaciones.

Componentes
En medicina se utilizan las ramas floridas, que contienen de un 0,3 a un 1,9 % de aceite esencial y entre un 4 y un 8 % de tanino, sustancias amargas y un poco de pituita. La mayor parte del aceite la forman el carvacrol (un 30 %), el cimol, el dipenteno, los fenóleos, el pineno, los terpenos, el fenol, el cineol y las trazas de timol.

La ajedrea también resulta adecuada en caso de heridas y picaduras de insectos. Gotear una infusión tibia o 2 gotas de aceite esencial sobre la zona afectada para calmar el dolor y la hinchazón.

Efectos
La ajedrea es un potente antiséptico (su variedad silvestre es, en algunos casos, aún más fuerte que el tomillo) además de antiputrefactivo, estimulante general y mental, además de afrodisíaco.

Posibilidades de aplicación
La aplicación preferible de esta hierba es la zona del estómago y los intestinos. En la cocina es apreciada por su aroma, así como por sus propiedades, que combaten la putrefacción y facilitan la digestión. La ajedrea aminora la flatulencia y los calambres (por lo que su condimentación ligeramente picante no debería estar ausente de los platos con judías, lentejas, guisantes o col), abre el apetito y es adecuada como remedio contra todo tipo de diarreas a causa de su aceite esencial desinfectante, así como por sus taninos. Numerosos licores digestivos y «curalotodos» contienen ajedrea entre sus componentes.

Tolerancia
Atención: A causa de su efecto irritante en pieles y mucosas, el aceite de ajedrea no se debe usar sin diluir. No obstante, si la receta no lo indica así, es recomendable tener la precaución de hacer antes una prueba.

Para una tisana de ajedrea contra la flatulencia, estados de fermentación o putrefacción en el intestino o diarrea resulta recomendable la siguiente infusión: verter un cuarto de litro de agua hirviendo sobre dos cucharaditas de hierba, dejar reposar 10 minutos y beber dos tazas al día.

Ajo

Esta liliácea es conocida como planta medicinal y condimento desde hace miles de años. El bulbo se utiliza en la preparación de alimentos, como remedio medicinal y como esencia.

Médicos militares constataron en 1915 que la disentería que se presentaba por entonces podía evitarse, en muchos casos, mediante la administración de ajo.

Componentes
Junto a glicósidos sulfurados (aceites bencílicos con sulfato), el aceite de ajo contiene aliína, alicina y disulfuro dialídico, vitaminas A, B1, B2 y C y algunos minerales y oligoelementos como potasio, azufre, yodo, selenio y silicio. La aliína se extrae a partir de la trituración del bulbo por corte o presión de sustancias no hidrosolubles como la alicina y el sulfuro de alilo. La alicina y la garlicina son los componentes activos del ajo. La alicina, que le da al ajo su caraterístico olor, está presente en un 0,3 %.

Efectos
El ajo es uno de los antibióticos naturales más conocidos y uno de los más efectivos. Sus efectos antibióticos han

> ## La tolerancia del ajo
>
> - En general se tolera bien y puede ser consumido sin temor a efectos secundarios peligrosos.
> - El consumo de grandes cantidades de ajo o jugo de ajo puede provocar irritación de las mucosas del estómago e intestino.
> - Las personas con afecciones cutáneas y herpes o irritación crónica de estómago e intestino toleran mal el ajo.
> - También debería evitarse el ajo en casos de fiebre y fuerte tos seca.
> - En problemas agudos de pulmones y digestión no se debería utilizar el ajo, ya que posee efectos muy fuertes.
> - Durante el embarazo hay que tener cuidado con el ajo, ya que a través de la leche puede provocar flatulencia en el bebé.
> - El ajo tiene un fuerte efecto calorífico. Si alguien es propenso a montar en cólera y salir fuera de sí, esta predisposición se puede incrementar, y con ello también su desequilibrio emocional.

sido comparados con los del aceite de mostaza. El ajo ayuda a combatir estreptococos, hemolíticos, tifus, paratifus y diferentes hongos y virus. En investigaciones comparativas con antibióticos, el ajo muestra un mejor efecto contra los colibacilos y los estafilococos. La alicina destruye las bacterias, incluso en una disolución de 1:125.000. La actividad antibiótica de un miligramo de alicina corresponde a unos quince de penicilina y es más potente que el fenol. En 1914, antes del desarrollo de los antibióticos contra la tuberculosis, en el Metropolitan Hospital de Nueva York se realizó una investigación con mil pacientes para ensayar la efectividad de cincuenta y seis tratamientos. El ajo se encontró entre los mejores elementos naturales.

Los trabajadores de los faraones egipcios recibían durante la construcción de las pirámides un diente de ajo al día, además de cebollas y rábanos, por sus propiedades tonificantes y antisépticas.

Una gran ventaja del efecto antibiótico del ajo es que las bacterias no se vuelven resistentes. Esto también es válido para la gran mayoría de plantas medicinales y aceites esenciales con propiedades antibióticas.

Posibilidades de aplicación
Una parte de los componentes curativos del ajo se divide en el intestino, mientras otra es absorbida por el cuerpo y eliminada a través de la piel y los pulmones. De esta manera aparece el característico olor a ajo que desagrada a mucha gente. Comer ajo crudo o su jugo está especialmente indicado como preventivo en epidemias de gripe. Pero el jugo de ajo no actúa sólo como profilácti-

co, sino que, de hecho, cura enfermedades agudas y crónicas del estómago e intestino. También aporta claros resultados en casos de bronquitis con mucosidad persistente. Pero el ajo cuenta también con una completa gama de importantes virtudes curativas: es un tonificante y estimulante general, baja la presión arterial, es diurético, baja el colesterol, fortalece el estómago y la digestión, es vasodilatador, anticoagulante, antiespasmódico y carminativo.

El ajo impide el envejecimiento de los vasos sanguíneos. Usado externamente actúa aliviando el dolor, diluyendo y favoreciendo la circulación sanguínea, lo que resulta de gran ayuda, por ejemplo, en dolores reumáticos.

El poder antiséptico del ajo se extiende especialmente por el intestino y los pulmones. Pero es importante saber que su efecto antimicrobiano se pierde en cocciones prolongadas. Para mantener su poder antibiótico se debe consumir fresco o en forma de jugo. Tomar un diente de ajo crudo dos o tres veces al día sería una dosis recomendada.

No hay excusa para no aprovechar los beneficiosos efectos preventivos del ajo: en el mercado existen grageas de ajo, pero sin su olor, con propiedades curativas y profilácticas semejantes a las del ajo crudo. Debería evitarse, en cambio, el ajo en polvo, ya que, según investigaciones recientes, contiene menos aliína que las cápsulas o el ajo fresco.

Cebolla

Esta liliácea llegó a Europa desde Asia central. Apreciada y usada en todo el mundo, deberían conocerse mejor sus beneficiosas propiedades.

Componentes
La cebolla se usa medicinalmente, ya que un 0,01 % de su aceite esencial consta, entre otros componentes, de aliína, alicina y polisulfuros. El elemento que produce lagrimeo es el propanthialóxido. La cebolla contiene también una gran cantidad de vitaminas (A, B, C), oligoelementos y minerales (sodio, potasio, calcio, hierro, azufre, yodo, silicio). En su piel hay flavonoides.

La cebolla debería consumirse siempre cruda, antes de que la descomposición empiece a reducir la calidad de sus componentes. Para que el aliento no huela a cebolla, se recomienda masticar una manzana, dos o tres granos de café o unas hojas de perejil.

Efectos
La cebolla es diurética, estimulante del apetito y de la digestión, hipotensora (mediante la llamada glucocinina), expectorante, antialérgica, antiséptica y combate las infecciones.

Posibilidades de aplicación
La cebolla ayuda a reducir la presión arterial y niveles elevados de colesterol en la sangre y previene la arteriosclerosis. También es útil en casos de bronquitis, asma y molestias en el aparato digestivo, riñones y vejiga. Si se toma cruda, actúa especialmente en las vías urinarias, mientras si se toma cocida, lo hace en el tracto digestivo.

Clavo

El clavero, una mirtácea que puede alcanzar hasta veinte metros de altura, crece en Madagascar, las Molucas, en Malasia y en las Filipinas. Se utilizan los botones secos de su flor y la esencia extraída de los botones, las hojas y la corteza.

Componentes
El clavo contiene entre un 15 y un 20 % de aceite esencial, un 10 % de tanino, un 10 % de aceite graso y flavonoides. En el aceite se encuentran elementos muy apreciados, como el eugenol (de un 70 a un 80 %) y el aceteugenol (de un 10 a un 15 %), además de cariofileno, metanol y salicilato de metilo.

Efectos
La esencia de clavo es un fuerte antiséptico y desinfectante y una solución al 1 % es unas tres o cuatro veces más fuerte que el desinfectante químico fenol. El clavo actúa como bactericida, laxante, digestivo y tonificante.

Posibilidades de aplicación
La aplicación más conocida es como antiséptico en odontología, pero sus propiedades antiinflamatorias también se utilizan en pomadas para el reuma. El clavo mejora la digestión y previene las náuseas y el ardor de estómago. En Asia se emplea contra el dolor de vientre, los vómitos y las diarreas.

Tolerancia
El aceite de clavo es muy potente. Si se aplica internamente a diario en dosis de más de un gramo, pueden aparecer signos de intoxicación. También pueden aparecer reacciones alérgicas en aplicaciones externas.

En la Edad Media ya se hablaba del efecto desinfectante del clavo. Durante las epidemias de peste y cólera, muchos médicos llevaban en el cuello collares hechos con esta especia en sus visitas a los enfermos.

Eucalipto

Esta mirtácea es originaria de Australia y Tasmania, aunque hoy en día se encuentra en todos los países mediterráneos. El eucalipto pertenece a los árboles más altos del planeta y su variedad más conocida, la australiana, puede alcanzar hasta cien metros. En Australia, donde el eucalipto se ha usado como remedio para todo, incluido el cáncer y la malaria, es conocido como «árbol de la fiebre» por sus propiedades antibióticas.

Componentes
El componente más importante es el aceite esencial de las hojas y los brotes. Actualmente la cantidad de esencia extraída de los árboles para uso farmacéutico se sitúa entre el 2 y el 3 %. Los componentes que lo forman son el cineol (=eucaliptol, sobre el 70 %), muy valorado por su efectividad, la piperina (con su aroma a menta piperita), felandreno, pineno, aldehido y alcoholes. Las hojas contienen, además, flavonoides, elementos astringentes y amargos, resinas y caucho.

Efectos
El aceite de eucalipto pertenece a los aceites esenciales de mayor efecto antibiótico. Por ejemplo, la pulverización de una solución con un 2 % de esencia de eucalipto destruye el 70 % de los estafilococos suspendidos en el aire. Actúa especialmente en pulmones y conductos urinarios.

Posibilidades de aplicación
Las hojas se utilizan con fines médicos en forma de tisana. Sin embargo, es más frecuente el uso del aceite esencial para fricciones, inhalaciones o, incluso, ingestión.

Es de sobra conocido el reputado efecto del aceite de eucalipto sobre los pulmones: desinfecta, inhibe la formación de mucosidad, diluye las mucosidades fuertes, facilita la expectoración y suaviza la tos y la bronquitis. El eucalipto es muy adecuado para catarros, gripe, anginas, resfriados, así como enfermedades infecciosas como el sarampión y la escarlatina. Sus propiedades refrescantes se pueden aprovechar para reducir la fiebre. El eucalipto también resulta adecuado en el tratamiento de úlceras y heridas mal curadas y para depurar la sangre en todo tipo de infecciones. En fricciones, alivia el dolor reumático o nervioso.

Tolerancia
Apenas hay efectos secundarios importantes si se toma en infusión. Sin embargo, el potente aceite de eucalipto no debe administrarse internamente en caso de hipertensión y epilepsia. También se debe evitar su ingestión en caso de inflamaciones en la zona del estómago, intestinos y vesícula biliar, así como de enfermedades hepáticas graves, ya que pueden darse síntomas de irritación acompañados de diarrea, vómitos y náuseas.

Los síntomas de una fiebre incipiente pueden aliviarse con un baño caliente de eucalipto: mezclar 5 gotas de eucalipto y otras cinco de lavanda con un poco de miel y añadir al agua de la bañera.

Lavanda

Esta labiada del sur y centro de Europa es una destacada planta medicinal. En Francia está considerada como una de las más importantes y especialmente reputada es la lavanda que crece en la Provenza.

Componentes
Medicinalmente se emplean las flores, que contienen de 1 al 2 % de aceite esencial, un 12 % de taninos lamiacenos, saponinas y las cumarinas umbelifora y herniarina. En su aceite se encuentra el valiosísimo acetato linoleico (de un 30 a un 50 %), así como linalol, borneol, cineol, camfeno y otros elementos.

El efecto curativo de la lavanda en las picaduras de serpiente es valorado especialmente por los cazadores: cuando sus perros son mordidos por víboras, recogen lavanda, la desmenuzan entre los dedos y humedecen la picadura con el líquido resultante.

Efectos
La lavanda es antiséptica, antiespasmódica, analgésica, relajante para el corazón, cerebro y sistema neurovegetativo, estimulante de la producción de bilis, diurética, sudorífera, desinfectante, hipotensora, digestiva y cicatrizante. Son muy importantes sus propiedades tanto antisépticas como relajantes y equilibrantes en caso de angustia, insomnio y alteraciones nerviosas. La esencia de lavanda, en una disolución del 0,2 %, destruye el bacilo de la tuberculosis, y diluido al 5 % combate los patógenos del tifus y de la difteria.

Posibilidades de aplicación
El poder antiséptico de la lavanda puede usarse tanto interna como externamente. Se expande muy bien por los pulmones. En infecciones de las vías respiratorias se puede utilizar mezclada con otras hierbas medicinales para realizar fricciones e inhalaciones. La infusión y el aceite de lavanda alivian inflamaciones de la piel, quemaduras y eczemas, así como también a veces el acné y la psoriasis.

Tolerancia
Pocas veces la lavanda causa reacciones alérgicas. Las personas sensibles pueden reaccionar ante su olor con dolor de cabeza. La lavanda favorece la menstruación y por ello no debería emplearse durante el embarazo. Las personas que padecen hipotensión a menudo se sienten soñolientas y cansadas debido al efecto relajante de la lavanda.

Dosis altas del aceite pueden provocar irritaciones en el estómago y el intestino, así como sopor y alteraciones del conocimiento.

Limón

El limonero es una rutácea originaria de Asia oriental. El fruto y su piel se emplean en medicina por los valiosos elementos que contienen.

Componentes
El fruto, junto a la vitamina C y las vitaminas del grupo B, contiene minerales y oligoelementos, como calcio, hierro,

manganeso, cobre y silicio, además de ácidos frutales. La piel del fruto tiene provitamina A, hesperidina, diferentes flavoglicósidos y un 0,5 % de aceite esencial. Los elementos más importantes del aceite son el limoneno (90 %), el citrol, el citronelol, el pineno, el felandreno, el camfeno y el linalol.

Efectos
El limón es una fruta con propiedades bactericidas y antisépticas que, además, activa los leucocitos. La esencia de limón evaporada destruye el meningococo, uno de los posibles desencadenantes de la inflamación de la membrana del cerebro, y los estreptococos hemolíticos. La esencia pura destruye las bacterias de la difteria.

El zumo recién exprimido del limón tiene valiosas propiedades: es antiséptico (bactericida) y diurético (por lo que drena y elimina las bacterias patógenas). También es recomendable comer la pulpa porque los elementos defensivos que contiene aumentan considerablemente la acción de la vitamina C.

Posibilidades de aplicación
El limón cuenta todavía con más virtudes curativas: refresca, baja la fiebre y la presión arterial, fortalece el sistema nervioso, el corazón y las venas y combate el reumatismo y la esclerosis.

Tolerancia
Como todos los aceites esenciales, el de limón, y también su jugo, puede irritar las pieles sensibles. Puede aumentar la flema si se consume en exceso.

Manzanilla

Esta planta medicinal, que se puede encontrar en toda Europa, pertenece al género de las compositifloras. Existen diferentes variedades: la manzanilla de Alemania es rica en agentes activos, mientras que la manzanilla romana, propia de las zonas meridionales, no es tan potente. Ambas contienen el apreciado aceite esencial azul de manzanilla, con azulino. En cambio, la manzanilla silvestre no contiene ninguna sustancia activa.

Investigaciones de la Universidad de Giessen demostraron que las inhalaciones con vapor de manzanilla en catarros y sinusitis pueden neutralizar bacterias tóxicas como los estreptococos y los estafilococos.

Componentes
Las flores, que contienen entre un 0,6 y un 1 % de la esencia de manzanilla, con efectos antiinflamatorios, se utilizan para fines curativos. Los principales componentes de la esencia son el azul chamazuleno (hasta el 15 %),

alfa-bisabolol (hasta el 25 %), así como óxido de bisabolol (hasta el 30 %), farneseno y cumarina. Entre sus elementos activos también se encuentran flavonoides antiespasmódicos como la apigenina, la luteína y la quercitina, así como un 10 % de materia mucosa.

Efectos
Junto al saúco y la menta piperita, la manzanilla es una de las plantas medicinales más conocidas y apreciadas. A ello no es ajena la gran cantidad de valiosos efectos medicinales que posee: antiinflamatorio y antibacteriano, antiespasmódico calmante y suave, antialérgico y lenitivo de flatulencias. El poder antiinflamatorio de la manzanilla proviene de su proximidad con la cortisona. Su aplicación debe realizarse, no obstante, a largo plazo. La esencia de manzanilla también tiene una constatada propiedad antimicótica.

Posibilidades de aplicación
El poder antiinflamatorio de la manzanilla se utiliza de muchas maneras: para aliviar inflamaciones en el estómago, intestinos y mucosas, vómitos o gastritis, para irrigaciones en mucosas de la boca y la faringe, para inhalaciones en resfriados e inflamaciones de la zona nasal, aplicado externamente en forma de compresas en heridas mal curadas e irritaciones en la zona anal y vaginal (desgarros anales, hemorroides inflamadas), así como en todo tipo de enfermedades de la piel. También está comprobado el efecto curativo de la infusión concentrada de manzanilla en la úlcera de estómago. Del mismo modo alivia las convulsiones estomacales, flatulencias, indigestión y retortijones intestinales.

A causa de sus suaves efectos, la manzanilla es apta para tratar a niños. Sus propiedades calmantes y antiespasmódicas se emplean para aliviar el dolor menstrual.

El aceite esencial de manzanilla tiene propiedades antialérgicas y desensibilizantes. En casos de alergia puede ser de ayuda la vaporización de algunas gotas junto con la misma cantidad de esencias de cedro y de palo de rosa. Esta mezcla deberá inhalarse durante dos o tres horas.

Tolerancia
La infusión de manzanilla no debe usarse para lavar los ojos, ya que puede causar irritación. La manzanilla favorece la menstruación y por eso no debe ingerirse durante los primeros meses de embarazo. A veces pueden presentarse síntomas de alergia tras la aplicación de manzanilla.

Salvia

Esta labiada, como tantas otras hierbas medicinales usadas también como condimento, procede de la zona mediterránea.

Componentes
En medicina se utilizan las hojas, que contienen un 2 % de aceite esencial, resina, flavonoides, principios amar-

gos y taninos. En el aceite se encuentran valiosas tuyonas como el cineol, el borneol, el camfeno y el bornilacetato.

Hacer gárgaras con una infusión de salvia es uno de los mejores remedios naturales para irritaciones en la boca y la faringe, aftas y úlceras de la cavidad bucal. También se puede aliviar las molestias de las picadas de insectos frotando la picadura con hojas trituradas de salvia.

Efectos

La salvia es una planta medicinal extremadamente efectiva. Su poder antiséptico se conoce desde hace muchísimo tiempo. Antiguamente se quemaban las hojas de salvia para desinfectar las estancias en las que yacían enfermos graves. Además, la salvia es fungicida, antiinflamatoria, antígena, tonificante, antitranspirante, cicatrizante y regula las glándulas. Los elementos taninos de la salvia explican su beneficioso efecto en casos de diarrea.

Posibilidades de aplicación

Se utiliza en infusión como reconstituyente general y para inhibir la sudoración, así como enjuague para gárgaras y detergente por sus propiedades antisépticas, para limpiar la leucorrea, las heridas mal curadas, las picaduras de insecto y las enfermedades de la piel.

Tolerancia
El aceite de salvia tiene un fuerte efecto en el sistema nervioso central. Incluso cantidades muy pequeñas pueden ser tóxicas. La infusión no debe ser ingerida durante un tiempo prolongado y nunca durante el embarazo y la lactancia.

Tomillo

Esta labiada del área mediterránea es una planta aromática y medicinal muy utilizada. Entre sus variedades se distinguen el *Thymus vulgaris* (tomillo común) y el *Thymus serpyllum* (serpol, tomillo alemán). Ambas se asemejan en sus componentes y efectos y se utilizan de la misma manera. El aceite esencial del serpol contiene menos virtudes antibióticas.

El serpol también recibía el nombre de antibiótico de los pobres. Las hormigas conocen las propiedades antibióticas del tomillo silvestre y colocan esta hierba encima de sus hormigueros para protegerlos del ataque de bacterias y virus.

Componentes
Se utiliza la hierba florida del tomillo, que contiene al menos un 1,2 % de aceite esencial, principios amargos y taninos, así como saponina. El aceite esencial está for-

mado por hasta un 50 % de timol, además de carvacrol, cimol, borneol, geraniol, linalol, pineno y cimeno. Los elementos principales de la esencia de tomillo son el timol y el carcavol, mientras que los del serpol son el linalol y el cimol. Para fines terapéuticos se pueden usar indistintamente el extracto líquido o el aceite esencial de ambas plantas.

Efectos
El tomillo es un tonificante y fortificante general, antiespasmódico, estimulante nervioso, del apetito y la digestión, hipertensor, antiséptico y desinfectante, propiedades que propaga especialmente por el intestino, los pulmones, los conductos urinarios y los genitales. El tomillo es uno de los remedios naturales más importantes que se usan como antisépticos y para combatir bacterias y toxinas.

El aceite de tomillo actúa inhibiendo la mayoría de bacterias de las heridas debido a su contenido en timol y carvacrol en una concentración de 1:3000. Incluso las pastas dentífricas, que contienen tomillo en una solución del 0,10 %, destruyen los microbios de la cavidad bucal en unos tres minutos.

Posibilidades de aplicación
El tomillo actúa como desinfectante y antiespasmódico en pulmones, bronquios, estómago e intestino. Los resfriados y otras dolencias de las vías respiratorias, y muy especialmente en tos convulsiva y tos ferina, se pueden aliviar con tomillo. Normaliza síntomas como convulsiones en el intestino y heces malolientes y finas y calma las mucosas del estómago y del intestino.

La infusión de tomillo (una cucharadita de hierba en un cuarto de litro de agua) aplicada en compresas también es recomendable para las heridas.

Tolerancia
La sobredosis puede provocar en personas propensas una hiperfunción de la tiroides. Esto también puede ocurrir con la aplicación repetida de pastas dentífricas enriquecidas con timol. El timol tiene efectos tóxicos a partir de una cantidad de seis gramos. El tomillo no se debe utilizar durante el embarazo ni en casos de hipertensión.

> *Nuevas investigaciones han demostrado que los aceites esenciales de tomillo, lavanda, bergamota, manzanilla y limón favorecen la formación de glóbulos blancos en la sangre. El tomillo, además, estimula nuestro sistema inmunológico ante las infecciones.*

Plantas medicinales con aceites esenciales y con otros elementos activos

A continuación se proporciona una serie de tablas en las que figuran ordenadas alfabéticamente las plantas medicinales con aceites esenciales y con otros elementos activos; se indica su efecto, así como su aplicación y el nivel de tolerancia.

Plantas medicinales con aceites esenciales

Planta	Efecto	Aplicación	Tolerancia
Ajedrea	Antiséptico (especialmente la ajedrea silvestre), antioxidante, digestivo, estimulante general	Molestias digestivas	Buena
Ajo (bulbo)	Antibacteriano, antimicótico, expectorante, carminativo, disminuye las grasas en la sangre, facilita el riego sanguíneo, anticoagulante	Para prevenir la arteriosclerosis, en niveles altos de colesterol, para facilitar la digestión, en casos de tos y resfriado	Buena
Ajo silvestre	Antibiótico suave, antioxidante, hipotensor, antiesclerótico, digestivo	Usar igual que el ajo, mejor fresco	Posible irritación del estómago
Anís (fruto)	Antibacteriano, antiespasmódico, laxante	Molestias digestivas y catarros	Posible alergia
Árnica (flores)	Antiséptico, antiinflamatorio, analgésico	En lesiones y heridas, irritación de mucosas, forúnculos, flebitis	Posible alergia, no utilizar internamente

Plantas medicinales con aceites esenciales *(cont.)*

Planta	Efecto	Aplicación	Tolerancia
Berro	Antibiótico suave, expectorante, estimulante del metabolismo, antígeno, diurético	Crudo o en zumo para enriquecer ensaladas y sopas	¡No tomarlo durante el embarazo! Provoca irritación estomacal
Caléndula (flores)	Antiinflamatorio, cicatrizante, linfocitario, diurético	En heridas y lesiones, en inflamaciones de boca y faringe, protección ante infecciones	Pequeña posibilidad de alergia
Canela (corteza)	Antibacteriano, antivírico, fungistático, estimulante general, digestivo	En trastornos digestivos, flatulencia, empacho, debilidad generalizada	No administrar durante el embarazo. Puede causar alergia
Capuchina	Antibacteriano suave, antivírico, antimicótico	En infecciones leves de las vías respiratorias y urinarias, externamente en contusiones y dolores musculares	¡No usar durante el embarazo! Posible irritación del estómago
Cebolla (bulbo)	Antiséptico, hipotensor, digestivo, diurético, expectorante, anticoagulante	Para prevenir la arteriosclerosis, facilitar la digestión, resfriados y bronquitis	Buena

Plantas medicinales con aceites esenciales *(cont.)*

Planta	Efecto	Aplicación	Tolerancia
Clavo (flores)	Antiséptico, antibacteriano, antifúngico, antivírico, antiespasmódico, laxante, digestivo, anestésico tópico	Inflamación de boca y laringe, como anestesia de uso tópico, alteraciones digestivas	Buena
Comino (fruto)	Antimicrobiano, antiespasmódico, reconstituyente, carminativo	En molestias digestivas, flatulencia, molestias del estómago y el intestino, empacho	Buena
Enebro (bayas)	Desinfectante, antiespasmódico, deshidratante, estimulante del metabolismo	En alteraciones digestivas, para estimular la excreción urinaria, como reconstituyente general, para estimular las defensas	No administrar durante el embarazo. Puede irritar el estómago, el intestino y los riñones
Eucalipto (hojas)	Antiséptico, desinfectante, laxante, febrífugo	Inhalaciones y fricciones en infecciones de las vías respiratorias	Pequeña posibilidad de alergia
Galanga (raíz)	Antibacteriano, antiinflamatorio, carminativo	Molestias estomacales, pérdida de apetito	Buena

Plantas medicinales con aceites esenciales *(cont.)*

Planta	Efecto	Aplicación	Tolerancia
Hinojo (fruto)	Antibiótico suave, carminativo, antiespasmódico, digestivo, laxante	Molestias digestivas e infecciones de las vías respiratorias	Posibilidad de alergia
Hisopo (hierba)	Antiinflamatorio, expectorante, laxante, estimulante general, hipertensor	En casos de tos y resfriados	No administrar durante el embarazo ni en casos de hipertensión
Jengibre (raíz)	Antiséptico, digestivo, carminativo, anticoagulante	Dispepsia, fatiga, trastornos del viajero	No usar en irritaciones estomacales y dolencias de la vesícula biliar
Lavanda (flores)	Antibacteriano suave, antiinflamatorio, relajante, antiespasmódico, digestivo	En molestias nerviosas del intestino y el estómago, en trastornos del sueño y angustia, en irritaciones de la piel y las mucosas	Buena
Limón (piel y pulpa)	Antiséptico, antibacteriano, antígeno, refrescante, hipotensor, fortificante y digestivo (piel)	Para refrescar y fortalecer, en casos de fiebre, vómitos y náuseas	Buena

Plantas medicinales con aceites esenciales (cont.)

Planta	Efecto	Aplicación	Tolerancia
Manzanilla (flores)	Antibacteriano, desintoxicante bacteriano, cicatrizante, antiinflamatorio, antiespasmódico, tranquilizante, exfoliante	En irritación de la piel y las mucosas, enfermedades respiratorias, de la zona anal y genital y del tramo estomacal e intestinal	Buena
Mejorana	Antiséptico, digestivo, antiespasmódico, relajante	En infecciones leves y para facilitar la digestión	Buena
Melisa (hojas)	Antibacteriano, antivírico, relajante, antiespasmódico	En trastornos nerviosos del sueño y molestias del estómago y el intestino	Buena
Menta piperita (hojas)	Antiséptico, antivírico, antimicótico, digestivo, antiemético	En trastornos estomacales e intestinales, dolencias en la vesícula biliar, náuseas	Consultar al médico en caso de dolencias hepáticas y de la vesícula biliar
Milenrama (hierba)	Antibacteriano, antiinflamatorio, cicatrizante, diurético, hemostático, antiespasmódico	En trastornos digestivos y convulsiones de estómago e intestino, para cicatrizar	Puede causar alergia

Plantas medicinales con aceites esenciales *(cont.)*

Planta	Efecto	Aplicación	Tolerancia
Mirra	Desinfectante, antivírico, antimicótico, constrictor, antiinflamatorio, laxante	En inflamaciones de piel, boca y faringe	Buena
Mostaza negra	Antibacteriano, antivírico, antimicótico, anticoagulante	En resfriados crónicos, dolores reumáticos y ciáticos	Puede irritar el estómago
Orégano	Antibacteriano, desinfectante, digestivo, antiespasmódico, reconstituyente	En molestias digestivas, resfriado, inflamaciones de boca y faringe	Buena
Pinocha (brotes)	Antiséptico, expectorante, tonificante, anticoagulante	En catarros, externamente en dolores musculares y nerviosos	Buena
Rábano	Antimicrobiano, secretorio, laxante, colagogo, digestivo	En trastornos digestivos, catarros	Posible irritación de estómago e intestino
Rábano picante (raíz)	Antibiótico, digestivo, diurético, laxante	En bronquitis, infecciones urinarias, molestias intestinales	No administrar en caso de estómagos sensibles, úlcera estomacal, cistitis y nefritis

Plantas medicinales con otros elementos activos

Planta	Efecto	Aplicación	Tolerancia
Repollo	Anticoagulante, cicatrizante, expectorante	En zumo para úlceras de estómago y duodenal, para ayudar a cicatrizar, en artritis y bronquitis	Puede irritar la piel
Romero (hojas)	Reconstituyente y estimulante general, carminativo	Para facilitar la digestión y fortalecer, en casos de hipotensión	No administrar durante el embarazo ni en casos de hipertensión
Salvia (hojas)	Antibacteriano, fungistático, virustático, reconstituyente, antitranspirante, antígeno	En infecciones de boca y faringe, en gripes y resfriados, para fortalecer	¡No administrar durante el embarazo!
Serpol (hierba)	Antimicrobiano, antiespasmódico, digestivo	Catarros	Buena
Tomillo (hierba)	Antibacteriano, desinfectante, antiespasmódico, laxante, reconstituyente	En catarros nasales e intestinales, asma, trastornos digestivos, para estimular las defensas y fortalecer	No administrar durante el embarazo ni en casos de hipertensión
Yema de pícea	Antibacteriano, expectorante, reconstituyente, anticoagulante	Catarros	Buena

Plantas medicinales con otros elementos activos *(cont.)*

Planta	Efecto	Aplicación	Tolerancia
Arándano rojo (hojas)	Antibiótico, antiinflamatorio, diurético	En inflamaciones de las vías urinarias y de la vejiga	Raramente, puede causar irritación en el estómago
Eufrasia (hierba)	Antiinflamatorio, antígeno, analgésico	En inflamaciones del ojo, resfriados, fiebre del heno	Buena
Equinácea (hierba y raíz)	Antibiótico, estimulante del sistema inmunológico, cicatrizante	Para aumentar las defensas (también profiláctico), para cicatrizar	No administrar con fiebre alta, enfermedades del sistema linfático y cáncer
Gayuba (hojas)	Antibiótico, antiinflamatorio, diurético	En inflamaciones de los conductos urinarios y la vejiga	No administrar a embarazadas ni a menores de 12 años, puede causar dolor estomacal, especialmente tras una sobredosis
Hamamelis (corteza)	Astringente, hemostático, antiinflamatorio	En inflamaciones de la piel, eccemas, irritaciones por intoxicación, heridas, hemorroides y en diarreas	Buena
Hiedra (hojas)	Antibiótico y antimicótico suave, antiespasmódico	En bronquitis, asma, tos ferina, impurezas de la piel	Buena

Plantas medicinales con otros elementos activos (cont.)

Planta	Efecto	Aplicación	Tolerancia
Llantén menor	Efecto antibiótico suave, calmante, expectorante, laxante	En resfriados y bronquitis	Buena
Reina de los prados (flores y hierba)	Antiinflamatorio, febrífugo, astringente, analgésico suave	En resfriados y dolores reumáticos	Puede causar irritación en el estómago
Roble (corteza)	Astringente, antiinflamatorio	En diarreas, inflamaciones de la piel, eccemas, hemorroides	Buena
Sauce (corteza)	Desinfectante, antiinflamatorio, febrífugo, analgésico, sudorífero y diurético	En resfriados, gripe, dolores reumáticos, dolor de cabeza	No administrar durante el embarazo. Puede causar irritación en el estómago
Saúco (flor)	Antígeno, diurético y sudorífero	En resfriados, gripe, dolores reumáticos	Buena
Tila (flor)	Antígeno, sudorífero y diurético, antiespasmódico, analgésico	En resfriados, gripe, dolores reumáticos	Buena
Tormentila	Antibacteriano, astringente, hemostático	En diarreas, inflamaciones de boca y faringe	Puede causar irritación en el estómago

Prevenir y curar: enfermedades de la A a la Z

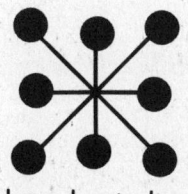 En este capítulo se describen las hierbas y recetas más indicadas y efectivas para proporcionarle a un no profesional remedios que puedan serle de ayuda. Como es natural, deben seguirse al pie de la letra las indicaciones dadas.

En qué pueden ayudar los antibióticos naturales

Los principales ámbitos de aplicación de la acción antimicróbica de las plantas medicinales relativos a la automedicación son las infecciones leves:

- Infecciones de las vías respiratorias (y propiedades antiespasmódicas, expectorantes o antiinflamatorias, según necesidad).
- Infecciones de la piel (por ejemplo, herpes).

- Infecciones del estómago y el intestino (y propiedades antiespasmódicas).
- Infecciones de las vías urinarias (y efectos diuréticos).

En todas las recetas se dan las preparaciones y dosis adecuadas, tanto para elaborarlas con toda la planta o parte de ella, como con aceites esenciales. Merece especial atención la ingestión de aceites esenciales, que debería ser supervisada por un médico o naturópata especializado en aromaterapia.

Busque entre las numerosas recetas para las dolencias que padezca la aplicación que le resulte más apropiada, por ejemplo, inhalación, fricción, infusión y gotas o jarabe. ¡No las haga todas al mismo tiempo!

Absceso

Un absceso es una inflamación provocada por bacterias, generalmente estafilococos y estreptococos, en la que se destruye tejido, lo que causa la aparición de un agujero lleno de pus. Produce, además, dolorosas hinchazones y enrojecimiento.

Indicaciones generales
Mientras la inflamación no sea muy fuerte, existen alternativas naturistas para aliviarla y acelerar la madura-

ción del absceso. Para mitigar la inflamación de un absceso muy abierto hay que aplicar un apósito esterilizado con agua hervida o destilada.

Apósitos
- Antiinflamatorio con tintura de árnica.
  Utilización: Mezclar una cucharada con un cuarto de litro de agua fría previamente hervida. Aplicar en compresas varias veces al día.
- Antiinflamatorio con aceite de tomillo.
  Utilización: Mezclar 5 gotas en una taza de agua tibia previamente hervida, empapar una compresa y aplicar sin presionar sobre la zona en cuestión. Si se tolera, se puede aplicar también 1 gota de esencia de tomillo o de lavanda directamente sobre el absceso. El tomillo a veces puede ser muy irritante.
- Antiinflamatorio suave (pero efectivo) de manzanilla.
  Utilización: de tres a cuatro cucharaditas de infusión fuerte de manzanilla o una cucharadita de tintura de manzanilla en un cuarto de litro de agua.

Compresas
- Con linaza en polvo.
  Utilización: Cocer 100 gramos de semillas en medio litro de agua durante 4 minutos a fuego lento. En caso de piel seca, añadir una cucharadita de aceite de oliva. A continuación, meter en una bolsita de lino o envolver en una tela. Aplicar diariamente en compresas calientes durante 20 minutos hasta que el absceso se abra.
- Con fenogreco.
  Utilización: Mezclar una cucharada de semillas de fenogreco con agua hervida hasta formar una masa espesa.

Poner la masa en un trozo de tela y aplicar caliente varias veces al día como compresa durante 20 minutos. A veces pueden surgir irritaciones cutáneas por alergia al contacto con el fenogreco.

Una medida naturista muy sencilla para acelerar la maduración un absceso es la aplicación de una cebolla fría previamente asada al horno sin agua.

Acné

El acné es una de las afecciones cutáneas más desagradables, especialmente para los adolescentes. Aunque afecta principalmente a la cara, también puede localizarse en el pecho, la espalda y los hombros.

El acné consiste en la inflamación de los conductos de las glándulas sebáceas y folículos capilares, formando pústulas (espinillas) que acaban abriéndose cuando están maduras, vaciando su contenido y cicatrizando normalmente sin dejar señal. La aparición del acné suele estar relacionada con los cambios hormonales de la pubertad.

Indicaciones generales
Mantener un higiene estricta: no presionar las pústulas con los dedos sucios sino con las manos limpias y tras un baño facial de vapor. Utilice manoplas de baño limpias cada día. Límpiese sólo con jabón neutro suave y

no utilice maquillaje para cubrir los granos. También debe evitar alimentos grasos, dulces y picantes en su dieta; lo más recomendable es comer mucha fruta y verdura. También resulta provechoso tomar el sol o rayos ultravioletas, aunque con moderación. Las infusiones de hierbas ayudan a estimular y regenerar el metabolismo y un baño de vapor facial diario ayuda a limpiar y aliviar la inflamación.

Tisana medicinal
Esta infusión ayuda a estimular el metabolismo.
Utilización: Mezclar 30 gramos de hojas de nogal, 10 gramos de flores de caléndula y 20 gramos de pensamiento, de diente de león, de raíces de palomilla y de hojas de ortiga. Verter un cuarto de litro de agua hirviendo sobre dos cucharaditas de esta mezcla y dejar reposar durante 10 minutos. Tomar una taza tres veces al día después de cada comida.

> *En los últimos años la aparición de acné también se ha relacionado con problemas psíquicos, trastornos del metabolismo, malnutrición, mal funcionamiento del aparato digestivo e intolerancia a ciertos alimentos.*

Gotas para ingerir
Estas gotas de plantas frescas fomentan el metabolismo.
Utilización: Mezclar a partes iguales, preferiblemente en

la farmacia, tinturas de diente de león, palomilla, cardo mariano, caléndula y hierba de san Juan. Diluir 15 gotas en un poco de agua y tomar esta mezcla de esencias tres veces al día antes de las comidas.

Baño facial de vapor
- De hierbas variadas.
  Utilización: Hervir en 1 litro de agua una o dos cucharadas de una mezcla de flores de manzanilla, lavanda y árnica y hojas de romero y nogal. Retirar del fuego y mantener durante 10 o 15 minutos la cara sobre el vapor. A continuación, aclarar la cara con agua de hamamelis.
- De manzanilla o milenrama.
  Utilización: Llevar a cabo como en el anterior con una o dos cucharadas de hierba por cada litro de agua.

Respecto al acné, la naturopatía parte de que el metabolismo debe recuperar su equilibrio para que la piel no produzca tanta grasa. Hay que tratar cada caso individualmente, por lo que es recomendable ponerse en manos de un especialista.

Lociones y tónicos
- De milenrama.
  Utilización: Verter un cuarto de litro de agua hirviendo sobre tres cucharaditas de hierba y dejar reposar durante 10 minutos. Aplicar tibio sobre las zonas inflamadas.

- De tomillo.
  Utilización: Verter un cuarto de litro de agua hirviendo sobre tres cucharaditas de hierba, dejar reposar 10 minutos y aplicar sobre las zonas inflamadas, directamente o con compresas empapadas en el líquido.

Aftas

Las aftas son pequeñas inflamaciones ulcerosas de color blanco en la mucosa de la boca. Se encuentran en la zona de la lengua, los labios, la mucosa de las mejillas, el paladar o las encías y pueden ser muy dolorosas. No se sabe por qué aparecen, pero se cree que pueden estar provocadas por falta de defensas, infecciones o malnutrición.

> *Si las aftas son muy marcadas, puede existir la sospecha de un contagio epidémico transmitido por la mordida o el arañazo de un animal (por contacto con animales, queso, mantequilla o leche fresca infectada). Un herpes (simplex o zoster) muy marcado también puede provocar la aparición de fuertes aftas, por lo que en este caso se recomienda acudir al médico.*

Colutorio bucal
Lo más recomendable son los enjuagues bucales localizados con infusión de salvia, mientras que para las inflama-

ciones más severas es preferible la infusión de manzanilla o una mezcla de ambas hierbas. La tintura de mirra también puede resultar de gran ayuda (ver recetas en la página 137, «Inflamación de la mucosa de la boca»).

Anginas

La palabra latina *angina* significa «opresión». Normalmente se entiende por este nombre una inflamación del paladar y las amígdalas.

Las anginas suelen presentar los mismos síntomas que un resfriado o una gripe (ver páginas 125 y 154). En estos casos, las molestias suelen atenuarse al cabo de unos días. Pero a menudo los responsables de las dolencias agudas son bacterias específicas, los estreptococos. Las inflamaciones que provocan suelen aparecer durante la infancia y la adolescencia. Las personas mayores tienden a padecer de tonsilitis crónica. Las molestias típicas de las anginas y de la tonsilitis son dolores en la garganta y al tragar, decaimiento, dolor ocasional en los oídos y fiebre moderada (típica de una infección bacteriana, aunque también puede ser alta). Las amígdalas del paladar aumentan su tamaño, enrojecen y, a veces, también supuran.

Indicaciones generales
Como primera medida, y en inflamaciones agudas (no en las crónicas), una compresa fría en el cuello resulta de gran alivio.
Utilización: Empapar un paño fino en agua de vinagre fría y escurrir suavemente. Envolver el paño húmedo dos veces

alrededor del cuello. Si es necesario, cámbielo tan pronto como se haya calentado (al cabo de unos 15 minutos).

Por último, lavar el cuello y taparlo. Si le ha sentado bien, aplíquelo dos o tres veces al día. Procure manejar el paño con las manos calientes.

Consejo: En vez de agua de vinagre, también puede utilizar zumo de limón diluido en agua para empapar el paño.

Una inflamación de las amígdalas debe curarse siempre completamente para evitar que derive en una enfermedad crónica y se extiendan gérmenes y toxinas en la sangre, provocando reacciones alérgicas e inflamaciones en diversos órganos.

Para todas las molestias de cuello, y especialmente en las anginas, también se puede preparar el siguiente enjuague para gárgaras: añadir a medio vaso de agua 1 gota de aceite de eucalipto y otra de limón y tres de aceite de lavanda. Hacer gárgaras varias veces al día.

Colutorio para gárgaras
- De tormentila, malva, hojas de nogal y manzanilla.
  Utilización: Mezclar 20 gramos de tormentila, hojas

de malva y nogal y 10 gramos de manzanilla. Verter un cuarto de litro de agua hirviendo sobre tres cucharaditas de esta mezcla y dejar reposar durante 10 minutos. Hacer gárgaras cada dos horas con el colutorio tibio.
- De salvia y manzanilla.
Utilización: Verter un cuarto de litro de agua hirviendo sobre tres cucharaditas de la mezcla a partes iguales de las hierbas. Dejar reposar durante 10 minutos y enjuagar y hacer gárgaras cada dos horas.
- De limón.
Utilización: Enjuagar y hacer gárgaras con el zumo de medio limón mezclado con un vaso de agua tibia.

Gotas para ingerir
La siguiente mezcla de tinturas de diferentes plantas ayuda a incrementar las defensas y las posibilidades de curación.
Utilización: Mezclar 10 mililitros de tinturas de tomillo, de equinácea y de salvia y 20 mililitros de tintura de capuchina. Ingerir 20 gotas tres veces al día.

Bronquitis

Las mucosas de las vías respiratorias que más suelen afectarse en los resfriados reaccionan ante las sustancias nocivas aumentando la producción de mucosidad. En su superficie se encuentran innumerables pelillos que favorecen la expulsión de las sustancias. Mediante la tos nuestro cuerpo intenta liberar las vías respiratorias, ya sea de polvo, trozos de comida, bebida o agua. La inflamación de las mucosas de la tráquea y los bronquios en caso de resfriado o gripe pueden también estimular la tos. Nuestro cuerpo intenta liberar las vías respiratorias del exceso de mucosidad que se ha formado en los bronquios inflamados.

En cualquier tipo de tos y bronquitis es importante movilizar el sistema inmunológico, por ejemplo con vitamina C (una cucharada diaria de zumo de espino amarillo tras las comidas) o una cura de ajo (dos dientes diarios crudos frotados en el pan o en el requesón).

Indicaciones generales
La simple tos de un resfriado puede plantear el inicio de una automedicación. Si se presenta un resfriado con fiebre, se debe guardar reposo y aplicar vendas frías impregnadas en tisana en las pantorrillas al menos durante dos o tres días. Al mismo tiempo, y para aliviar la tos, se pueden beber infusiones sudoríferas y que faciliten la excreción. Para la tos con mucosidad persistente es importante beber en abundancia, por ejemplo infusión de tila o saúco. Para la tos crónica y dura, si la temperatura no ha aumentado, resultan de gran ayuda los emplastes calientes. Otras aplicaciones calientes como baños de pies o un baño completo (atención a problemas de corazón y de circulación) también resultan efectivas en todos los resfriados de duración prolongada en los que no se presente fiebre.

En la habitación se pueden poner cuencos de evaporación con aceites esenciales de efectos antibióticos, como eucalipto, yema de pícea o pino. Por la noche se debe frotar el pecho y la espalda con aceites esenciales o aplicar un bálsamo bronquial. De este modo se consigue un aumento localizado del riego sanguíneo y se inhalan sus componentes. No obstante, hay que tener precaución con las fricciones, especialmente si contienen mentol y alcanfor, en bebés y niños pequeños. En el mercado actual existen bálsamos específicos para niños.

Inhalaciones
- Los aceites esenciales actúan de un modo fuerte e irritante y es preferible realizar inhalaciones a partir de la planta.
Utilización: Verter agua hirviendo sobre un puñadito de yema de pícea, otro de ramas de tomillo y otro de hojas de eucalipto y respirar los vapores durante cinco minutos cubriendo la cabeza con una toalla.
- La yema de pícea tiene un efecto especialmente suave.
Utilización: Añadir un puñado de yema de pícea en 1 litro de agua, llevar a ebullición e inhalar los vapores.
- Los aceites esenciales también se pueden inhalar si han sido previamente disueltos en alcohol.
Utilización: Mezclar 2 mililitros de esencias de lavanda, yema de pícea y tomillo y 4 mililitros de eucalipto con 100 mililitros de alcohol de 90 °C. Añadir una cucharada de esta mezcla a un cazo de agua hirviendo e inhalar, según tolerancia. En resfriados crónicos, realizar de dos a tres inhalaciones diarias durante una o dos semanas.

Aceites esenciales para inhalaciones

- Dosificación: de 6 a 12 gotas de la correspondiente mezcla en 1 o 2 litros de agua.
- 5 gotas de lavanda, 3 de eucalipto y de pinocha y 2 de tomillo (inhalación universal).
- 4 gotas de cayeput, de pinocha y de lavanda (laxante).
- 4 gotas de bergamota, de eucalipto y de sándalo (laxante).
- 3 gotas de eucalipto, de niaulí y de cayeput (antiséptico fuerte).
- 3 gotas de romero y de eucalipto y 6 gotas de lavanda (suave).
- 4 gotas de eucalipto y de hisopo para friccionar e inhalar (para el asma).
- 1 gota de tomillo, 5 de lavanda y 3 de eucalipto o de 12 a 15 gotas de yema de pícea o de pinocha (para resfriados).

En todo tipo de tos deben evitarse focos de irritación como espacios llenos de humo o corrientes de aire. Procure, además, respirar aire fresco, pero no frío, y mantener una suficiente humedad ambiental. Deje evaporar agua junto al radiador o utilice un humidificador.

La condimentación con ajo, tomillo y salvia en sopas y ensaladas resulta tonificante y aumenta las defensas en los pulmones y los bronquios.

Consultar inmediatamente al especialista o al naturópata si la tos empeora o aparece disnea o fiebre elevada. Si la tos se prolonga más de tres semanas, se debe acudir al médico.

Fricciones
Utilización: Para una fricción, mezclar de 10 a 20 gotas de aceites esenciales, según la tolerancia. Colocar los aceites en la mano y aplicar rápidamente sobre el pecho y la espalda dos veces al día. En pieles sensibles, mezclar 10 gotas de los aceites correspondientes con una cucharadita de aceite de oliva.

- Aceites de pino, eucalipto, orégano y lavanda (3 gotas de cada).
- Aceites de niaulí, pinocha y eucalipto (7 gotas de cada).
- De 20 a 30 gotas de aceites de pinocha o de yema de pícea o 12 gotas de esencia de eucalipto.
- Para niños: mezclar 5 gotas de aceite de pino con media cucharadita de aceite de germen de trigo y realizar la fricción. En los más pequeños se puede aplicar

en el pecho y la espalda una mezcla de hidrolatos de pino y de lavanda.

Estas gotas de plantas ayudan en caso de bronquitis profundas: mezclar a partes iguales tinturas de llantén menor, pulmonaria, hinojo y candelaria. Tomar 20 gotas con un poco de agua tres veces al día.

Tisanas
Utilización: Verter un cuarto de litro de agua sobre dos cucharaditas de una de las siguientes mezclas de hierbas, dejar reposar durante 10 minutos y colar. Beber tres o cuatro tazas diarias y endulzar con miel.

- Sudorífera: 40 gramos de hojas de tila, 20 gramos de anís (fruto) machacado, de ramitas de tomillo y de hojas de malva.
- Calmante y expectorante: hojas de malva, flores de candelaria, pulmonaria y llantén menor a partes iguales.
- Calmante de efecto inmediato: hisopo, hojas de malva, raíz de altea y flores de candelaria a partes iguales.
- Expectorante, laxante y calmante: llantén menor, semillas trituradas de hinojo y raíz de pimpinela a partes iguales.
- Antiespasmódico y expectorante: 20 gramos de tomillo y 10 gramos de raíz de primavera, de llantén menor, de drosera y de frutos triturados de anís.

- Antiespasmódico y expectorante: semillas trituradas de hinojo, llantén menor, tomillo y raíz de regaliz a partes iguales.
- Efecto antibiótico: hojas de eucalipto, flores de saúco, hisopo y marrubio a partes iguales.
- Antiespasmódico: una rama de tomillo fresco.

Jarabe para la tos
Los jarabes para la tos están especialmente indicados para el tratamiento en niños, en los que hay que utilizar sólo la mitad de la dosis indicada.

- Jarabe de abeto (expectorante).
  Utilización: Hervir 5 puñados de brotes frescos de abeto o pino en 1 litro de agua, dejar enfriar, filtrar y reducir el líquido con 1 kilo de azúcar de caña o miel hasta alcanzar la textura de un jarabe. Tomar una cucharadita diaria. Se puede preparar también el jarabe con pinocha seca, aunque no resulta tan efectivo.
- Jarabe de cebolla (para catarros y tos).
  Utilización: Cortar las cebollas a rodajas, ponerlas en un plato y espolvorear con azúcar (tres cucharadas de azúcar por cebolla). Dejar macerar durante 24 horas, extraer el jugo y tomar una o dos cucharaditas de tres a cinco veces al día. Si se va a administrar a niños, se puede suavizar el jarabe cociendo unos minutos a fuego lento las rodajas de cebolla ya azucaradas con un poco de agua (un octavo de litro) y dejándolo reposar durante 6 horas.
- Jarabe de ajo (expectorante).
  Utilización: Mezclar 5 dientes de ajo machacados o picados con cinco cucharaditas de azúcar. Cocer

con un poco de agua, dejar reposar 5 minutos y colar a través de un paño. Tomar este jarabe a lo largo del día.
- Jarabe de rábano picante (para bronquitis profundas).
Utilización: Mezclar rábano picante (la raíz fresca) rallado con la misma cantidad de azúcar o miel y tomar una cucharadita dos o tres veces al día. Éste es un jarabe fuerte y no se recomienda para aquellas personas de estómago sensible.

Apósitos y compresas
- Apósito de rábano picante.
Utilización: Sobre un paño poner rábano picante finamente rallado y cubrir con un segundo paño. Procurar no dejar éste más de 5 o 10 minutos. Mirar si al cabo de 2 o 3 minutos la piel sigue roja. En este caso, retirar el apósito y aclarar la piel con agua. No frotarse los ojos con las manos mientras se manipula el rábano.

Para un quemador de aceite

- Dosis: pulverizar con un atomizador o dejar quemar en una lámpara de 8 a 10 gotas de una mezcla de aceites.
- Para bronquitis y asma: cayeput, eucalipto y pino.
- Para bronquitis crónica: albahaca, orégano y romero.
- Para tos convulsiva: eucalipto, lavanda y tomillo.
- Para asma: lavanda, hisopo, naranja y pino.

- Apósito de col.
  Utilización: Lavar hojas de col blanca y cortar tallo central. Alisar las hojas con un rodillo y escaldar ligeramente. Secar cada hoja entre dos paños y aplicar sobre el pecho y el abdomen un máximo de 30 minutos.
- Compresa de cebolla.
  Utilización: Pelar 1 o 2 cebollas y cortarlas a rodajas finas. Colocar sobre un paño fino de algodón o lino. Enrollar el paño y calentar en el horno o sobre el fuego a unos 40 °C. Desenrollar el paño con cuidado sobre el pecho y poner encima otro paño más grueso. Dejar actuar de 15 a 20 minutos. Una vez retirado, aclarar la piel con agua tibia. Retirar de inmediato si surge algún problema circulatorio durante la aplicación. Se puede aplicar diariamente alternando el pecho y la espalda.

Según la tolerancia, se puede dejar actuar la compresa de 5 a 10 minutos. Al día siguiente aplicar sólo una compresa si la inflamación ha disminuido por completo. Si es necesario, aplicar otra compresa al segundo o tercer día. No aplicar compresas si hay fiebre.

- Compresa de mostaza.
  Utilización: Mezclar polvo de mostaza negra (de venta en farmacias) con agua a 45 °C hasta formar una pasta espesa y poner sobre el tercio central de un paño fino de algodón. Envolver con el resto de la tela procu-

rando que la mostaza no entre en contacto directo con la piel. Aplicar sobre el pecho y cubrir con dos paños más y uno seco en último lugar. Controlar durante unos minutos para ver si la piel enrojece; en caso contrario, deje la compresa otros 2 minutos más. Retirarla en cuanto aparezca el más mínimo enrojecimiento. Aclarar la piel con agua tibia para que no queden partículas de mostaza. Una compresa de mostaza se puede aplicar el mismo día alternándola en el pecho y en la espalda.

Las compresas de rábano picante y de mostaza están especialmente indicadas para las bronquitis persistentes. Evite dejarlas demasiado tiempo sobre la piel porque provocan quemaduras.

Catarro

Un catarro es una enfermedad causada por enfriamiento que, ante todo, afecta a las mucosas de la nariz y los senos nasales, que se hinchan y secretan un líquido acuoso y, más tarde, mucoso. Está causado por virus que, según el tipo, causan diversos trastornos. Generalmente se da un debilitamiento del sistema inmunológico provocado por fatiga, estrés, humedad o frío.

Indicaciones generales
Según un viejo dicho popular, un catarro sin tratar dura dos semanas y uno con tratamiento médico dura 14 días.

La única y más efectiva ayuda en caso de infección vírica es nuestro propio sistema inmunológico. Por eso es importante estimularlo mediante reposo, sudoración y tisanas y gotas adecuadas (ver pág. 144 y sigs.). Las irrigaciones nasales (ver pág. 165 y sigs.) ayudan a aliviarlo.

Tisanas
Un té de hierbas que alivia los catarros agudos.
Utilización: Mezclar a partes iguales serpol, hojas de salvia, hojas de tusilago (o uña de caballo), eufrasia y flores de manzanilla. Verter un cuarto de litro de agua hirviendo sobre dos cucharaditas de la mezcla y dejar reposar durante 10 minutos. Beber tres tazas al día.

Gotas para ingerir
Utilización: Mezclar a partes iguales tinturas de tomillo, salvia, uña de caballo, equinácea y manzanilla. Tomar 20 gotas antes de cada comida.

Inhalaciones
- De manzanilla.
  Utilización: Añadir tres o cuatro cucharadas de flores de manzanilla o una cucharada de extracto en una cacerola con 2 litros de agua muy caliente. Mantener la cabeza encima del vapor y cubrir con una toalla grande y aspirar profundamente. Realizar tres veces al día.
- Con aceites esenciales.
  Utilización: Añadir media cucharadita de esencia de eucalipto, menta piperita, yema de pícea, pinocha o manzanilla en una cacerola con 2 litros de agua muy caliente e inhalar. Realizar dos veces al día.

Una secreción nasal acuosa indica que todavía no se ha presentado la inflamación. Aquí resultan de gran ayuda las inhalaciones, los baños para catarros y las infusiones. Si la secreción se vuelve de un tono verde amarillento, indicará que la mucosa nasal ya está inflamada. Seguir con la terapia indicada y aplicar, según necesidad, gotas nasales para disminuir la irritación.

Un refrán alemán dice que «al que toma tomillo no le pillan los catarros». El tomillo y el serpol actúan como preventivo mientras fortalecen el sistema inmunológico, pero también calman las molestias cuando el catarro ya ha aparecido.

Cistitis (inflamación de la vejiga)

La vejiga urinaria es muy sensible al frío. Las mujeres padecen cistitis con frecuencia, ya que a través del corto tramo de la uretra las bacterias pueden llegar fácilmente a la vejiga. Si la mucosa de la vejiga pierde sus defensas, por ejemplo por enfriamiento, se puede inflamar.

Aparecen entonces molestias como dolor al orinar, necesidad frecuente de orinar y en poca cantidad, sensación de escozor y dolor en la micción. Especialmente peligrosa es la progresión de la inflamación por encima de los conductos urinarios hacia los riñones, lo que a veces también indica una inflamación crónica sin síntomas visibles.

La cistitis hay que curarla bien y con cuidado. Si en dos días no hay ninguna mejora, se debe acudir al médico, quien probablemente recetará un antibiótico. La visita al médico debe ser inmediata si la cistitis se presenta con una fuerte fiebre.

La cistitis puede producirse por diferentes causas, como un resfriado, tener los pies fríos, permanecer sentado durante rato en un asiento frío o una irritación provocada por un exceso de café, té o comida demasiado condimentada.

Tisana
- De hojas de gayuba.
  Utilización: Mezclar dos cucharaditas de hojas con un cuarto de litro de agua fría, dejar reposar de 12 a 24 horas removiendo ocasionalmente y beber tres tazas diarias. Añadir en cada taza una pizca de bicarbonato sódico para alcalinizar la orina. Tras las primeras ingestiones de gayuba, la orina suele salir de color marrón, lo cual es normal y no debe preocupar. Esta tisana no es recomendable para niños menores de 12 años.
- De hojas de arándano encarnado.
  Utilización: Calentar dos cucharaditas de hierba con un cuarto de litro de agua y dejar hervir a fuego lento

> **En caso de cistitis...**
>
> - Beber abundantemente, pero no té negro, café o alcohol, sino infusiones diuréticas y desinfectantes.
> - Mantener caliente el bajo vientre con ropa interior térmica y procurar llevar siempre calcetines y zapatos.
> - Optar por una alimentación rica en vitaminas, aumentar el consumo de fruta y verdura.
> - Evitar los condimentos picantes y el exceso de sal.
> - Tomar preparados de equinácea para aumentar las defensas.

durante 5 minutos. También se puede preparar un extracto frío (ver arriba). Beber tres tazas diarias.

Una vez hayan disminuido las molestias, se debe seguir bebiendo una tisana para la vejiga durante tres o cinco días para que la inflamación sane completamente.

Gotas para ingerir
Como suplemento, se pueden ingerir gotas de hierbas bajo supervisión médica.
Utilización: mezclar aceites esenciales de cayeput, lavanda, mirto y enebro (1 mililitro de cada) con 60 mililitros

de alcohol de 90 °C. Tomar tres veces al día antes de cada comida 25 gotas diluidas en un vaso de agua tibia. Las gotas no están indicadas para niños.

Conjuntivitis

La conjuntiva es una membrana mucosa de la epidermis que se mantiene húmeda constantemente mediante una suave secreción de las glándulas lacrimales. Cuando los vasos sanguíneos superficiales se irritan, los ojos se hinchan y enrojecen. Esto puede estar causado por el viento y las corrientes de aire, el frío, el humo o polvo, por la propagación de un catarro nasal o paranasal y por irritaciones químicas o de elementos hostiles como baños en agua clorada o insectos.

Los primeros síntomas de conjuntivitis son la sensación de sequedad, la de sentir un cuerpo extraño, lagrimeo, sensibilidad a la luz, escozor y un molesto picor, pero es importante no frotarse.

Irrigación ocular
Puede ser útil lavar los ojos con eufrasia. Se aplica con ayuda de un lavaojos, de venta en farmacias. También se puede impregnar un trozo de venda esterilizada con solución tibia y aplicar sobre el ojo dolorido.

Utilización: Mezclar a partes iguales eufrasia y semillas ligeramente machacadas de hinojo. Hervir dos cucharadas de esta mezcla con un cuarto de litro de agua destilada y dejar reposar durante 5 minutos. Añadir una pizca de sal marina. Pasar la solución por un papel filtrante de modo que no quede ningún resto sólido. Aclarar los ojos mañana y noche con el líquido tibio durante dos minutos, procurando mantenerlos abiertos.

Infusión de eufrasia
Utilización: verter un cuarto de litro de agua hirviendo sobre dos cucharaditas de hierba. Dejar reposar durante 10 minutos y beber tres tazas diarias. Esta infusión también es útil para resfriados y fiebre del heno.

En caso de empeorar la conjuntivitis, hay que evitar frotarse los ojos. Se aconseja llevar gafas de sol para proteger los ojos del exterior. Si la supuración continúa, debe consultarse con un médico.

Dermatomicosis (Ver *Hongos*)

Diarrea

La mayoría de casos de diarrea consisten en una inflamación vírica o bacteriana de la mucosa del estómago o del intestino. La defecación, muy frecuente, consta de heces pastosas o líquidas. Pero tras los síntomas de la diarrea pueden ocultarse numerosas causas y enfermedades. Determinar si es un caso aislado es tarea del especialista o del naturópata. Una automedicación sólo puede plantearse para las inocuas diarreas relativamente frecuentes del verano y para la conocida como diarrea del viajero, que suelen estar causadas por virus o colibacilos. Acostumbran a durar un solo día. En la diarrea del viajero la adaptación a una nueva dieta suele afectar al proceso digestivo de los intestinos grueso y delgado, así como también el estrés que provoca el viaje en sí. En el verano y en los viajes también son frecuentes las intoxicaciones alimentarias, causadas por las diversas bacterias que hay en la comida en mal estado.

Si una diarrea estival o del viajero no mejora en tres días, debe consultarse con un médico para aclarar la causa y seguir el tratamiento adecuado. La automedicación no es conveniente en caso de diarrea severa.

Indicaciones generales
Es oportuno en los dos primeros días de dolencia beber sólo tisanas y no comer. De este modo, el cuerpo afectado recupera el líquido necesario y, al mismo tiempo, puede concentrarse para combatir los agentes patógenos. A continuación, o en caso de gran sensación de hambre, se pueden comer manzanas, crema de avena o sopa de arroz, bizcochos o plátanos. Entre horas se puede masticar arándanos secos. Si se pierde mucho líquido, hay que vigilar las reservas de líquido y electrolitos del cuerpo. En las farmacias se pueden adquirir preparados equilibrantes.

La diarrea puede tener muchas causas: inflamación de las mucosas causada por la alimentación, medicamentos, agentes patógenos, toxinas, comida en mal estado, bebidas frías consumidas durante el calor estival, tránsito intestinal acelerado tras la ingestión de antibióticos, hiperexcitabilidad provocada por el estrés, falta de enzimas digestivas, trastornos de la vesícula biliar, etc.

Desinfección del aire ambiental

- Los aceites esenciales están indicados para purificar el ambiente en cualquier tipo de infección.
- Dosis: 10 gotas de aceite o de mezcla para pulverizar con un atomizador o dejar evaporar en un quemador de aceite o en un cuenco junto a la calefacción.
- Mezcla: 15 ml de orégano, 30 ml de lavanda y de eucalipto, 20 ml de verbena y 5 ml de nerolí, sándalo o canela.
- Para usar solos: eucalipto, lavanda, orégano, salvia, árbol de té, tomillo, enebro y canela.

Recomendaciones alimentarias
- Crema de avena y manzanilla.
  Utilización: Cocer copos de avena hasta formar una crema fina. Añadir una cucharada de flores de man-

zanilla y otra de argentina por cada litro de crema. Dejar reposar durante 10 minutos y colar. Mantener caliente en un termo y beber media taza cada hora.
- Cura de desintoxicación tras la ingestión de alimentos en mal estado.

Utilización: Tomar una cucharada de aceite de ricino con zumo de limón. A continuación, ayunar todo un día bebiendo sólo té y a partir del segundo día hasta la total desintoxicación añadir al té una o dos cucharaditas de carbón activo o tierra medicinal y tomar dos veces al día.

Tisanas
- De tormentila.

Utilización: Hervir dos cucharadas de raíz triturada en medio litro de agua durante 10 minutos y dejar reposar media hora. Beber una taza a sorbos varias veces al día.
- De manzanilla.

Utilización: Verter un cuarto de litro de agua hirviendo sobre dos cucharaditas de flores de manzanilla (una cucharadita para niños) y dejar reposar durante 10 minutos. Beber tres tazas diarias sin añadir azúcar.
- Mezcla antidiarreica.

Utilización: Mezclar 40 gramos de raíz de tormentila y 20 gramos de hojas de zarzamora, de argentina y de flores de manzanilla. Hervir dos cucharaditas de esta mezcla con un cuarto de litro de agua. Dejar reposar 10 minutos y beber tres tazas diarias a sorbitos tras cada comida y sin añadir azúcar.
- De clavo.

Utilización: Poner una cucharadita de clavo en un cazo con agua fría y llevar a ebullición. Dejar reposar

5 minutos. Beber dos tazas diarias en caso de diarrea infecciosa.
- De cáscara de cebolla.
Utilización: Dejar cocer durante 10 minutos un puñado de cáscaras de cebollas de cultivo biológico en 1 litro de agua. Beber medio litro al día.

La tormentila puede producir irritación estomacal en algunas personas a causa de su elevada cantidad de sustancias astringentes. Lo ideal es sustituir una taza de infusión de tormentila por una de manzanilla, cuyo efecto antiinflamatorio y antiespasmódico resulta adecuado para estómagos irritados o con indigestión.

Gotas para ingerir
- Tintura de hierbas.
Utilización: Mezclar 20 mililitros de tintura de tormentila con 10 mililitros de cada de tinturas de pico de cigüeña (geranio), manzanilla y milenrama. Tomar 20 gotas diluidas en un poco de agua tres veces al día antes de las comidas.
- Aceites esenciales.
Utilización: Añadir 1 mililitro de cada tipo de aceites de lavanda, ajedrea silvestre, comino y albahaca en 60 mililitros de alcohol de 90 °C. Mezclar bien y tomar de 25 a 30 gotas tres veces al día con un poco de agua tibia antes de las comidas.

Junto a la manzanilla, de efecto antiinflamatorio, en el tratamiento de la diarrea también hay que considerar las plantas con sustancias astringentes. Actúan constriñendo y solidificando las mucosas irritadas del intestino.

De ayuda en caso de problemas digestivos crónicos
Las siguientes infusiones medicinales están especialmente indicadas para regularizar las heces flojas. Tienen efectos desinfectantes y estimulan la digestión.

- Digestiva y desinfectante.
  Utilización: Verter un cuarto de litro de agua sobre dos cucharaditas de orégano, dejar reposar durante 10 minutos y beber tres tazas al día y sin añadir azúcar.
- En procesos digestivos con flatulencias, molestias de la vesícula biliar, indisposición de estómago, convulsión estomacal y náuseas.
  Utilización: Verter un cuarto de litro de agua hirviendo sobre dos cucharaditas de hojas de menta piperita y dejar reposar durante 10 minutos. Beber tres tazas al día sin azucarar después de las comidas o entre ellas.
- Digestiva.
  Utilización: Mezclar 20 gramos de tomillo y 10 gramos de comino molido, de hojas de menta y de centaura. Verter un cuarto de litro de agua hirviendo sobre dos cucharaditas de esta mezcla y dejar reposar de 5 a 10 minutos. Beber tres tazas al día antes de las comidas y sin añadir azúcar.

- En inflamaciones del intestino grueso y procesos intestinales irregulares provocados por atrasos en la digestión con flatulencias y estreñimiento o diarrea.
  Utilización: Tomar tres veces al día entre 15 y 20 gotas de jugo recién exprimido de rábano picante.

Dolor de muelas

El dolor de muelas suele estar causado por caries. Duele al comer alimentos fríos, calientes o dulces, o incluso por una simple corriente de aire. Es conveniente acudir al dentista.

Gotas analgésicas
- Aplicar 1 o 2 gotas de esencia de clavo en el diente cariado.
- Una gota de esencia de cayeput alivia el dolor.

La esencia de manzanilla es muy útil para aliviar el doloroso crecimiento de los dientes en los niños. Aplicar 1 gota en el dedo y dar un suave masaje por la encía, especialmente en las zonas donde los pequeños dientes se van abriendo paso.

Enjuague
En caso de encías sangrantes son útiles los enjuagues con esencia diluida de canela. Añada 3 gotas en un poco de agua tibia y enjuague la boca varias veces al día.

Eczema (Ver *Inflamación de la piel*)

Fiebre

La fiebre es un síntoma que suele aparecer junto a las infecciones. No se trata de ninguna enfermedad, sino que indica que el cuerpo se está defendiendo con fuerza contra agentes patógenos y el metabolismo está en pleno rendimiento como parte necesaria de la reacción defensiva. Muchas bacterias perecen con las altas temperaturas. Por eso no hay que obsesionarse con bajar rápidamente una fiebre moderada mediante la administración de pastillas.

Un baño de vinagre también ayuda a bajar la fiebre. Mezclar 1 litro de agua tibia con cuatro cucharadas de vinagre en un recipiente y, con una toalla, ir lavando el cuerpo: manos y pies, pecho, vientre y espalda, siempre en dirección al corazón. Secar bien y acostarse bien tapado en la cama.

Indicaciones generales
Lo más recomendable en caso de fiebre es el reposo, preferiblemente en la cama, evitando toda actividad innecesaria, frío o corriente de aire. Intentar bajar la fiebre sólo cuando sobrepase los 39 °C (en niños debe dejarse que suba incluso un poco más), a menos que se

padezcan trastornos circulatorios, enfermedades cardíacas, se encuentre inquieto y desconcertado o aparezcan convulsiones febriles. Es importante beber en abundancia y consumir sólo alimentos ligeros y ricos en vitaminas. En *Resfriado* (págs. 154 y sigs.) encontrará tisanas con efectos sudoríferos y febrífugos.

Vendas para bajar la fiebre
- Calcetines de vinagre del pastor Kneipp.
Utilización: Mezclar una parte de vinagre por cinco de agua a temperatura ambiente hasta tener entre un cuarto y medio litro de agua. Empapar en esta mezcla calcetines de algodón largos hasta la rodilla, escurrir bien y ponérselos. A continuación, envolver ambas piernas con paños de lana y poner sobre una toalla gruesa para evitar mojar la cama. Dejar puestos los calcetines durante una hora. No aplicar si los pies y las pantorrillas están fríos. Repetir dos o tres veces al día hasta que la fiebre empiece a bajar.
- Vendaje para piernas.
Utilización: Empapar dos paños de toalla de lino o algodón hasta la mitad en agua a temperatura ambiente y envolver la pierna desde el tobillo hasta la rodilla. La parte seca del paño sirve como recubrimiento. Poner encima un paño de lana y permanecer en la cama durante 20 minutos. Si es necesario, se puede aplicar un segundo paño empapado, pero nunca si el primero está frío o el paciente se ha enfriado. El agua no debe estar muy fría, ya que podría afectar a la circulación. Se pueden añadir 5 gotas de esencia de lavanda en el agua.

- Vendaje con requesón para piernas.
  Utilización: Extender unos 250 gramos de requesón no demasiado frío sobre dos trozos no muy grandes de tela de lino. Aplicar una venda en cada pierna y dejar durante una noche. Una venda con requesón mantiene su efecto refrescante durante más tiempo que la simple venda con agua.

Flujo (Ver *Vaginitis*)

Flujo blanco (Ver *Vaginitis*)

Furúnculo (Ver *Absceso*)

Gastritis (inflamación de la mucosa del estómago)

En la gastritis se inflama la mucosa del estómago y aparecen diferentes dolencias, como sensación de empacho, dolor estomacal con espasmos (especialmente después de comer), náuseas, pérdida de apetito, ardor de estómago y vómitos. Las posibles causas de una gastritis aguda se pueden encontrar en comidas muy copiosas o pesadas, platos demasiado calientes o fríos, alcoholismo, el uso en exceso de condimentos picantes, una infección de estómago o el consumo de determinados medicamentos como los preparados salicílicos (Aspirina). Si una gastritis aguda no se trata a fondo, puede derivar fácilmente en crónica, que suele ser más difícil de tratar y puede acabar desembocando en una úlcera de estómago.

Indicaciones generales
Hay que renunciar temporalmente a comidas y bebidas tan atrayentes como el café, el té negro y el alcohol, así como a la nicotina, las especias picantes, el azúcar, las grasas y todo lo que sea dulce, ácido, caliente, frío y picante. Para combatir las toxinas y el exceso de acidez se recomienda, además, tomar una cucharada de tierra medicinal (como la de la marca Luvos Ultra) tres veces al día con agua tibia o un té de hierbas.

En caso de gastritis, así como también en úlceras de estómago, es frecuente encontrar un tipo de bacteria (helicobacter pylori) que, en casos de debilitamiento del sistema inmunológico, favorece la inflamación de la mucosa del estómago.

Tisanas
- De altea para proteger las mucosas.
Utilización: Mezclar una cucharada de raíz de altea con un cuarto de litro de agua fría y dejar reposar durante 3 horas, removiendo de vez en cuando. Colar y beber varias tazas al día.
- De manzanilla.
Utilización: Verter un cuarto de litro de agua hirviendo sobre dos o tres cucharaditas de manzanilla. Tapar y de-

jar reposar de 5 a 10 minutos. Beber tres tazas calientes al día, a sorbos y en ayunas. En inflamaciones crónicas de estómago e intestino el poder curativo de la manzanilla debe realizarse en aplicaciones más prolongadas: unas tres o cuatro semanas antes, beber varias tazas diarias en ayunas, la primera por la mañana, dos tazas entre las comidas y una última antes de acostarse.

También el zumo recién exprimido de limón suele utilizarse para aliviar las inflamaciones en el estómago y el intestino. Pero a veces también causa irritación, por lo que se recomienda realizar una prueba con una cucharada de zumo.

Gingivitis

La inflamación de las encías puede estar provocada por causas de naturaleza física o bacteriana, por ejemplo prótesis dentales mal colocadas, comidas demasiado calientes o presencia de bacterias en el sarro. Si se trata de sarro, hay que acudir al dentista para que lo elimine. Los síntomas son: enrojecimiento e hinchazón del borde de las encías, así como dolor. Una gingivitis no tratada puede llegar a provocar la inflamación del periostio dental (membrana fibrosa que envuelve el diente). Las hendiduras entre la encía y los dientes se ensanchan de tal manera que se pueden formar bolsas llenas de suciedad y pus. El borde de las encías se desprende dejando el cuello del diente al descubierto y los dientes pueden acabar aflojándose. Es imprescindible acudir al dentista.

Enjuagues
- De salvia.
  Utilización: Añadir un puñado de hojas de salvia en 1 litro de agua y dejar hervir durante 10 minutos. Hacer enjuagues varias veces al día.
- De clavo.
  Utilización: Llevar a ebullición una o dos cucharaditas de clavo con un cuarto de litro de agua y a continuación dejar reposar durante 5 minutos. Colar y utilizar tibio para hacer enjuagues bucales.
- De tormentila y mirra.
  Utilización: Mezclar tinturas de tormentila y de mirra a partes iguales y añadir 15 gotas en un vaso de agua. Realizar enjuagues varias veces al día. También se puede usar sólo la tintura de mirra.

Gripe (Ver también *Resfriado*)

Aunque comúnmente a los resfriados febriles se les llama «gripe» porque los síntomas se parecen, no hay que confundirlos con la verdadera gripe. Ésta se desarrolla durante más tiempo, es más grave y siempre se presenta con fiebre elevada. Está causada por virus extremadamente persistentes y deriva en severas complicaciones con más frecuencia que los resfriados. La auténtica gripe se propaga con rapidez y es extremadamente contagiosa. La infección se transmite, por ejemplo, a través de la tos y los estornudos. La automedicación no es aconsejable en caso de gripe, ya que un tratamiento inadecuado puede desembocar en otras graves infecciones bacterianas.

Indicaciones generales
Guarde reposo en cama y pida consejo médico. También deben mantenerse algunas medidas terapéuticas. Es recomendable mantener una dieta los primeros días para que el cuerpo se pueda concentrar en las defensas: llevar a cabo un ayuno de té o dietas ligeras y ricas en vitaminas junto a medidas que estimulen las defensas (ver págs. 154 y sigs.). Si es necesario, realizar inhalaciones y fricciones con aceites esenciales y beber grogs antigripales. Pulverice una mezcla de aceites esenciales desinfectantes por la habitación (ver pág. 115). Recetas especiales para aliviar dolencias concretas como tos y catarros las encontrará bajo los respectivos epígrafes.

La cebolla es un conocido remedio natural para aliviar una gripe o un resfriado: dejar una cebolla cruda en un cuarto de litro de agua caliente (no hirviendo) durante una hora y tomar el líquido en ayunas por la mañana con un poco de zumo de limón.

Hemorroides

Las hemorroides inflamadas e hinchadas consisten en la dilatación varicosa de las venas de la mucosa del recto (tramo final del intestino grueso). Puede estar causada por flatulencias y estreñimiento crónico, una vida sedentaria, exceso de alcohol, falta de ejercicio o enfermedades hepáticas, además de una cierta predisposición a la debilitación del tejido conjuntivo. Al producirse un aumento de la presión en la parte hemorroidal del ano, se origina una congestión que acaba por dilatar las venas de esta zona. Los síntomas son sangrado, escozor y picor y más tarde aparecen fuertes dolores, especialmente al sentarse.

Apósitos
- De taninos para aliviar el escozor.
  Utilización: Mezclar una cucharada de corteza de hamamelis o de roble con un cuarto de litro de agua, hervir y cocer a fuego lento durante 10 minutos. Utilizar tibio para empapar compresas.
- Antiinflamatorio.
  Utilización: Verter un cuarto de litro de agua hirviendo sobre dos cucharaditas de flores de árnica o 3 de flores de caléndula y dejar reposar durante 10 minutos. Mejor aún resulta la mezcla de tinturas de ambas plantas a partes iguales, especialmente si el ano no está demasiado irritado. Dosificación: una cucharadita en un cuarto de litro de agua.

Para prevenir las hemorroides lo mejor es seguir una alimentación equilibrada y rica en fibra que favorezca la digestión y realizar mucho ejercicio al aire libre.

Tisana

La siguiente tisana, muy adecuada para las venas y el hígado, debe beberse durante seis semanas.
Utilización: Mezclar 30 gramos de fruto de cardo mariano, 20 gramos de hojas de hamamelis y de cola de caballo y 15 gramos de hojas de boldo y de meliloto. Verter un cuarto de litro de agua hirviendo sobre una o dos cucharaditas de la mezcla y beber dos tazas al día.

Heridas y quemaduras

En lesiones cutáneas graves y muy sangrantes es imprescindible la atención médica. Para pequeñas heridas, arañazos y excoriaciones existe una gran variedad de excelentes plantas curativas. Como prevención, es aconsejable la vacuna contra el tétanos. Para las siguientes recetas hierva, durante 20 minutos, el agua que vaya a utilizar; así evitará la aparición de cualquier foco de infección. Utilice como apósitos compresas, emplastos o vendas estériles.

Limpieza y desinfección
- En pequeños cortes y heridas es recomendable una limpieza con tintura de árnica o de mirra. Añadir media cucharadita de tintura en media taza de agua previamente hervida.
- Mezclar 1 gota de esencias de niaulí, de eucalipto y de orégano y 3 gotas de aceite esencial de lavanda y usar para limpiar y desinfectar las heridas infectadas.

- Para desinfectar y detener la hemorragia en heridas y lesiones: dejar caer gota a gota y con precaución zumo de limón puro o diluido en agua hervida.

Apósitos
- De árnica.
Utilización: Añadir media cucharada de tintura de árnica en un cuarto de litro de agua previamente hervida. También se pueden empapar compresas en una infusión de flores: verter un cuarto de litro de agua hirviendo sobre una cucharada de flores y dejar reposar durante 10 minutos.
- De caléndula.
Utilización: Verter un cuarto de litro de agua hirviendo sobre tres cucharaditas de flores de caléndula y dejar reposar durante 10 minutos.
- De equinácea.
En heridas mal curadas que apenas responden a otras medicinas, puede resultar muy efectivo el extracto o la tintura diluida de equinácea, un remedio milagroso de los indios norteamericanos.
Utilización: Diluir media cucharada de tintura en un cuarto de litro de agua previamente hervida y aplicar en compresas.

En caso de quemadura...
- En quemaduras leves resultan útiles las compresas con unas gotas de esencia de lavanda diluida en un poco de agua hervida o en aceite de hierba de san Juan.
- Mezclar 1 gota de esencia de mirto con 20 gotas de aceite de hierba de san Juan. Útil para aplicar en emplastes en quemaduras, heridas y úlceras.

- En pequeñas quemaduras resultan útiles compresas y emplastes impregnados en aceite de hierba de san Juan.
- Mezclar 6 gotas de esencias de orégano y de geranio con 8 gotas de esencia de lavanda. En quemaduras y heridas, aplicar sobre la piel dañada una compresa estéril empapada en la mezcla cada tres horas.

Una alta dosis y el uso prolongado de la árnica pueden llevar a alergias por contacto. Utilice esta potente planta con precaución y en dosis moderadas. Como alternativa puede emplearse la caléndula, igualmente buena cicatrizante y de mejor tolerancia.

Ungüentos
- Manteca de caléndula.
  Utilización: Añadir 100 gramos de flores frescas (o 50 gramos de flores secas) a 500 gramos de mantequilla de cabra previamente derretida (la mantequilla normal no es tan buena, pero también sirve) y calentar a fuego lento durante media hora removiendo hasta que la grasa tenga un color amarillo dorado. La grasa absorberá los elementos activos. A continuación, pasar por un tamiz, congelar la mantequilla en pequeñas piezas listas para usar y dejar en el congelador hasta que se vayan a utilizar.
- Aceite cicatrizante.

Utilización: Mezclar 8 gotas de aceites esenciales de manzanilla, de lavanda y de geranio en 100 mililitros de aceite de hierba de san Juan y aplicar.

Apósitos
- De mirra.
Utilización: Añadir 20 gotas de tintura de mirra en medio vaso de agua previamente hervida. Empapar una compresa y aplicar sobre la herida.
- De lavanda.
Utilización: Diluir 10 gotas de esencia de lavanda en un poco de alcohol de 70 °C, empapar una compresa y aplicar sobre la herida.
- De hisopo, geranio y lavanda.
Utilización: Añadir 3 gotas de aceites esenciales de hisopo, de geranio y de lavanda en un poco de alcohol de 70 °C y empapar una compresa.
- De hamamelis.
Utilización: Cocer a fuego lento durante 10 minutos una o dos cucharadas de corteza y de hojas con un cuarto de litro de agua previamente hervida. Aplicar sobre la herida compresas tibias empapadas en el líquido.

La fina piel que tiene la cebolla entre capa y capa resulta un excelente vendaje antiséptico. Desprender con cuidado una capa de una cebolla grande, aplicar sobre la herida, cubrir con una gasa y vendar.

Herpes

Es una infección inflamatoria provocada por el mismo virus que también causa la varicela. El virus afecta en este caso los nervios de la cara y la zona pectoral, donde se produce el enrojecimiento de la piel y fuertes dolores nerviosos.

Indicaciones generales
Es imprescindible reforzar el sistema inmunológico. Una vez más la equinácea es la opción más adecuada, así como una alimentación rica en vitaminas y minerales (ver también pág. 144 y sigs.).

La siguiente mezcla de aceites esenciales, además de tener aplicaciones cosméticas, también resulta muy efectiva en casos de herpes: mezclar 40 gotas de esencia de árbol de té con 100 mililitros de aceite de germen de trigo, de jojoba, o de almendra y aplicar dos o tres veces al día sobre la zona afectada.

El herpes causa tales molestias en los nervios que el seguimiento médico es imprescindible. Un tratamiento poco cuidadoso puede provocar la aparición de peligrosas complicaciones, como episodios de parálisis o daño en los ojos.

Fricciones
- Con árbol de té.
 Utilización: Mezclar 6 gotas de esencia de árbol de té con media cucharadita de alcohol de 50 °C y aplicar con cuidado sobre la zona afectada (probar antes en otra zona). Aplicar varias veces al día para conseguir un efecto calmante.
- Aplicada externamente, la esencia de hierba de san Juan suele aliviar la zona afectada.

Herpes simplex y herpes labial

Se trata de un herpes causado por un virus en los labios y la comisura labial que puede ser muy doloroso, pero que acaba cicatrizando en poco tiempo. El virus responsable suele permanecer en el cuerpo tras una primera infección y sólo se activa ocasionalmente. Normalmente, el herpes aparece tras una bajada de las defensas, ya sea por una infección, por trastornos estomacales o intestinales o durante el período menstrual.

En caso de herpes también son útiles las compresas empapadas en una infusión de caléndula o de equinácea (tres cucharaditas por un cuarto de litro de agua), así como una decocción de corteza de roble (tres cucharaditas por un cuarto de litro de agua, dejar hervir 10 minutos y aplicar tibio).

Indicaciones generales
La medida más importante a tener en cuenta en caso de herpes es la actuación directa sobre nuestro cuerpo fortaleciéndolo, reforzándolo y estimulando las defensas. La equinácea resulta muy efectiva. En la entrada «Inmunodeficiencia» (pág. 144 y sigs.) encontrará más recetas y consejos.

Aplicaciones con pincel
A veces resulta de gran ayuda la aplicación de unas gotas de aceites esenciales antivirales o tinturas sobre la zona afectada con la ayuda de un pequeño pincel. Se recomiendan:

- tinturas sin diluir de mirra o manzanilla;
- 20 gotas de esencia de melisa diluidas en 30 mililitros de aceite esencial de hierba de san Juan (aunque es muy cara, usar sólo esencia pura de melisa);
- esencias de canela y de clavo 4 gotas de cada), y
- esencias de árbol de té y de lavanda (4 gotas de cada una de ellas).

Hongos

Los hongos más importantes entre los que afectan al ser humano son:

- hongos de la piel (dermatofitos), que afectan piel, cabello y uñas, y
- sacaromicetos (hongos de la levadura) y mohos, como el *candida albicans*, que atacan la piel y las mucosas,

pero que a veces también causan serias complicaciones en órganos más profundos.

La candidiasis es una de las enfermedades fúngicas más frecuentes. El agresivo hongo de la levadura se asienta sobre la piel y las mucosas, en la boca, la zona de la nariz y la faringe, el tracto digestivo y el exterior de los genitales. La irritación que aparece en la zona de los pañales en los lactantes también es una candidiasis. Una debilitación de las defensas suele ser el principal desencadenante de las infecciones por hongos.

Las micosis se han hecho muy frecuentes actualmente. Uno de los motivos puede ser, por ejemplo, el debilitamiento de nuestro sistema inmunitario provocado por las toxinas ambientales y el abuso de antibióticos.

Indicaciones generales
Al asentarse hongos en zonas concretas de nuestra piel, la capa protectora suele debilitarse. Evite el uso excesivo de jabones abrasivos, ya que destruyen esta capa protectora de nuestra piel. Los hongos suelen presentarse con frecuencia en pies y genitales porque allí encuentran un caldo de cultivo ideal, con humedad y calor.

La medida principal ante una micosis es el fortalecimiento del sistema inmunológico y un extremado cuidado de la piel para que recupere su natural capacidad de resistencia. Para ello, vista sólo ropa de fibras naturales que transpiren, evite llevar zapatillas de deporte, airéese y tome frecuentes baños de sol. Procure mantener también un buen riego sanguíneo para fortalecer la piel.

Apósitos
- Para ataques leves de hongos en la piel.
  Utilización: Mezclar a partes iguales tomillo, flores de saúco y de caléndula. Verter un cuarto de litro de agua hirviendo sobre dos cucharadas de esta mezcla, tapar y dejar reposar durante 10 minutos. Aplicar a diario mediante compresas.

Fricciones
- Aplicar una mezcla de tinturas de equinácea y tomillo a partes iguales directamente sobre las zonas afectadas.
- Con lavanda y árbol de té.
  Utilización: Mezclar 10 gotas de cada esencia con 30 ml de vinagre de sidra y aplicar sobre la zona afectada.
- Con ajo.
  Utilización: En infecciones fúngicas de la piel dar friegas dos veces al día con el jugo de un diente ajo sobre las zonas afectadas.

Gatos y perros pueden también transmitir hongos de la piel. Si tiene animales en casa, deben ser reconocidos por el veterinario en caso de presentarse una dermatomicosis persistente en un miembro de la familia.

Infección intestinal e inflamación intestinal
(Ver *Diarrea*)

Inflamación de la mucosa de la boca

Las inflamaciones de la mucosa de la boca se presentan generalmente acompañadas de otras infecciones, especialmente del estómago y el intestino. Su origen suele ser de naturaleza alérgica. Posibles causantes de estas inflamaciones pueden ser la pasta dentífrica, el colutorio bucal o algún alimento concreto. Un sarro blanco acompañado de una ligera inflamación pueden indicar una infección de candidiasis (ver *Hongos*, pág. 134 y sigs.).

Indicaciones generales
Para aliviar y curar existen algunas medidas antiinflamatorias de carácter localizado muy efectivas. Por lo general la salvia y la mirra son las plantas medicinales con efectos antibióticos y calmantes más recomendadas para inflamaciones en la zona de la boca y la faringe.

Para aliviar inflamaciones de la mucosa bucal y aftas resulta muy efectivo realizar enjuagues durante unos minutos con medio vaso de zumo de limón recién exprimido con una cucharadita de miel.

Enjuagues
- De mirra.

  Utilización: Añadir 20 gotas de tintura de mirra en un vaso de agua tibia. Esta mezcla debe ser usada, sin dejar que se enfríe, para realizar enjuagues y gárgaras varias veces al día.
- De tormentila.

  Utilización: Calentar un cuarto de litro de agua con dos cucharaditas de raíz de tormentila. Cocer posteriormente durante 10 minutos a fuego lento, dejar enfriar y añadir luego 10 gotas de tintura de mirra. Usar varias veces al día para realizar enjuagues y gárgaras.
- De salvia.

  Utilización: Añadir un puñado de hojas de salvia en un litro de agua y cocer a fuego lento durante 10 minutos. Usar varias veces al día para enjuagar la boca.
- De clavo.

  Utilización: Calentar 1 litro de agua hasta llegar al punto de ebullición. Cuando el agua ya está hirviendo, añadir una cucharadita de clavo. Se ha de dejar reposar 10 minutos y después ya se puede usar para enjuagues.

Inflamación de la mucosa del estómago
(Ver *Gastritis*)

Inflamación de los ojos (Ver *Conjuntivitis*)

Inflamación de la piel (dermatitis)

Una dermatitis es una reacción cutánea con inflamación de la piel producida por agentes externos. Aparecen dolencias localizadas en la piel como enrojecimiento, hinchazón, ampollas, escamas, escozor, exudación y formación de costras. Entre los posibles desencadenantes están la irritación causada por elementos químicos, acciones físicas como la fuerte radiación solar o el frío y agentes patógenos o parásitos, aunque también suelen tener un origen alérgico.

Indicaciones generales
Para la aplicación de compresas deben usarse telas limpias o vendas de gasa; después debe colocarlas de forma mullida y permeable al aire. Renovar la compresa cuando esté caliente y seca, unas tres veces al día. Para los eczemas que presenten humedad resultan de gran ayuda las compresas empapadas en líquido, así como también es recomendable no usar pomadas ni pastas.

Para la limpieza de pieles secas utilizar únicamente un preparado suave y graso. Si bien los actuales jabones con un pH neutro son respetuosos con la capa protectora de la piel, también son unos fuertes desengrasantes, privando así a nuestra piel de su protección natural.

La aplicación de manzanilla y milenrama puede causar a veces una cierta irritación. Para estos casos resultan más adecuadas las compresas con corteza de roble, rica en elementos astringentes y muy aptas para la piel.

Apósitos
- De manzanilla.
  Utilización: Verter un cuarto de litro de agua hirviendo sobre tres o cuatro cucharaditas de flores de manzanilla. Dejar reposar durante 10 minutos y aplicar compresas empapadas en la solución fría tres veces al día.
- De manzanilla y milenrama.
  Utilización: Mezclar manzanilla y milenrama a partes iguales. Verter un cuarto de litro de agua hirviendo sobre dos o tres cucharaditas de la mezcla. Dejar reposar 10 minutos y usar en compresas, en especial para alergias.
- Con corteza de roble.
  La corteza de roble está especialmente recomendada para eccemas con exudación y escozor.
  Utilización: Mezclar un cuarto de litro de agua con una cucharada de corteza de roble. Calentar y hervir durante 15 minutos. Colar y dejar enfriar. Aplicar en compresas varias veces al día.
- Con corteza de hamamelis.
  Utilización: Mezclar una cucharada de corteza de hamamelis con un cuarto de litro de agua. Llevar a ebu-

llición y a continuación, en el momento en que el agua empiece a hervir, dejar reposar durante 15 minutos, aproximadamente. Dejar enfriar un poco y aplicar en compresas.
- De caléndula.
Utilización: verter un cuarto de litro de agua hirviendo sobre tres cucharaditas de flores de caléndula. Dejar reposar durante 10 minutos y aplicar en compresas.

Fricciones
- En eczemas secos.
Utilización: Añadir un puñado de flores de lavanda en un recipiente con medio litro de aceite de oliva y calentar al baño María durante dos horas. Dejar reposar durante toda la noche y a continuación filtrar a través de un paño. Aplicar con cuidado el aceite sobre el eczema.
- En inflamaciones cutáneas de origen infeccioso.
Utilización: Mezclar 2 gotas de esencia de cayeput con el zumo de medio limón y aplicar sobre la piel dos veces al día. Probar con cuidado, ya que a veces puede causar irritación.
- Aceite terapéutico de esencias.
Utilización: Añadir 6 gotas de esencias de manzanilla y 6 gotas de lavanda en 50 mililitros de aceite de jojoba y aplicar con precaución sobre la zona afectada.
- Loción facial antiinflamatoria.
Utilización: Añadir 10 gotas de esencia de árbol de té en 100 mililitros de hidrolato de hamamelis. Aplicar sobre la zona inflamada.

La esencia de onagra o el aceite esencial de borraja, más asequible, alivian en caso de episodios alérgicos, además de curar la neurodermitis. Se pueden encontrar como preparados en tiendas especializadas.

Inflamación de la vejiga (Ver Cistitis)

Inflamación de las venas (flebitis)

Las enfermedades de las venas, como es el caso de las varices, resultan actualmente muy frecuentes. Puede causarla desde una predisposición hereditaria hasta el debilitamiento del tejido de las venas, la realización de poco ejercicio o una ocupación laboral que implique estar mucho rato de pie o sentado, por adelgazamiento u obesidad. Se produce una congestión por regurgitación de la sangre y una dilatación de las venas. La sangre venosa no fluye normalmente hacia el corazón sino que va quedando retenida en las venas de las piernas, lo que, a la larga, lleva a una dilatación de los conductos. Si las venas se inflaman, aparecen dolorosos tirones en las pantorrillas y la piernas. Las vías venosas inflamadas se endurecen y a menudo se enrojece la piel de encima. La pierna se hincha y el mínimo movimiento produce dolor. También puede aparecer fiebre.

Durante el embarazo se exige a las piernas, y con ello también a las venas, un gran esfuerzo. Las embarazadas deberían sentarse con frecuencia con las piernas elevadas para facilitar la circulación.

Tisanas
Puede ser de ayuda beber una infusión especialmente indicada para las venas. Esta suave mezcla ayuda a drenar las venas.
Utilización: Mezclar a partes iguales ortiga, trigo morisco, hojas de hamamelis, hojas de castaño de Indias, pensamiento y flores de caléndula. Verter un cuarto de litro de agua hirviendo sobre una cucharadita de la mezcla y dejar reposar durante 10 minutos. Beber dos tazas al día durante una semana.

En caso de estreñimiento e inflamación de venas más profundas hay que acudir al médico y reposar en la cama, ya que existe el peligro de que en la pared de la vena se formen coágulos que pasen al riego sanguíneo, con el consiguiente riesgo de embolia.

Gotas para ingerir
Las gotas de plantas son incluso más efectivas que la infusión.

Utilización: Mezclar a partes iguales tinturas de castaño de Indias, caléndula, hamamelis, espino y milenrama. Tomar 20 gotas diluidas en un poco de agua antes de cada comida durante dos semanas.

Compresas
- Con tinturas de árnica y caléndula.
Utilización: Añadir un cuarto de cucharadita de cada tintura en un cuarto de litro de agua. Empapar un paño fino y aplicar bien húmedo. Poner encima una toalla seca. Renovar cada 2 horas.

Las aplicaciones frías con queso fresco, barro o col también dan buen resultado en el alivio de inflamaciones. El aceite esencial de limón es muy recomendable para aplicaciones externas, así como también las compresas impregnadas con zumo de limón.

Inflamación de las vías urinarias (Ver *Cistitis*)

Inmunodeficiencia

El sistema inmunológico nos protege con sus células defensivas de intrusos como bacterias, virus, hongos y toxinas varias. También elimina los llamados radicales libres, sustancias agresivas que fabrica nuestro cuerpo durante el proceso metabólico normal. Actualmente muchas personas son propensas a las infecciones o padecen estados de fatiga crónica debido al debilitamiento de su sistema inmunológico. La causa debe buscarse en el cada vez más frecuente exceso de estimulantes.

Un leve debilitamiento del sistema inmunológico puede ser detectado cuando infecciones como resfriados, gripes y micosis se presentan repetidamente y cuestan mucho de curar. Al mismo tiempo puede aparecer desde una sensación de debilidad general hasta una total extenuación.

Indicaciones generales
Si siente que su sistema inmunológico se encuentra debilitado, debe ponerse en manos de un médico o un naturópata para que le prescriba una terapia adecuada, que puede reforzarse con ejercicio al aire libre y una alimentación sana. Existe una gran variedad de plantas medicinales que no sólo actúan directamente como antibióticos, sino que también fortalecen nuestro cuerpo y nuestro sistema inmunológico.

Las zonas de nuestro cuerpo que tienen contacto con el exterior, como piel y mucosas, son especialmente propensas a las infecciones, aunque allí también se manifiestan los mecanismos de defensa de nuestro cuerpo.

Tisanas
- De equinácea, ajenjo y menta piperita a partes iguales. *Utilización*: Verter un cuarto de litro de agua hirvien-

do sobre dos cucharaditas de mezcla. Dejar reposar durante 10 minutos; debe beberse diariamente dos o tres tazas después de las comidas durante un período de dos semanas.
- De tomillo o serpol.
  Utilización: Verter un cuarto de litro de agua sobre dos cucharaditas de hierba, calentar hasta que rompa a hervir, retirar del fuego y dejar reposar durante 10 minutos. Beber tres tazas a diario durante dos semanas.
- De tila.
  Utilización: Verter un cuarto de litro de agua hirviendo sobre dos cucharaditas de tila, dejar reposar 10 minutos y beber dos tazas diarias. Como prevención durante las estaciones de transición, es decir, en primavera y en otoño, prolongar la toma durante tres semanas.

Tintura de ajo
El ajo fortalece y nos protege de las infecciones y puede ser utilizado para prevenir resfriados, como antiséptico, vasodilatador e hipotensor, así como en esclerosis, dolores reumáticos y asma.
Utilización: Pelar y cortar a pedacitos 250 gramos de dientes de ajo y dejar durante 14 días a temperatura ambiente en 1 litro de alcohol de 70 °C. Remover con frecuencia. Una vez pasado este tiempo, machacar los ajos, filtrar y poner en un envase opaco y hermético. Esta tintura puede conservarse durante un año. Para prevenir resfriados, tome 10 gotas hasta tres veces al día poco antes de las comidas; 30 gotas es la dosis diaria máxima recomendada.

Consejos de nutrición
- Sopa de ajo (tonifica y aumenta las defensas).
 Preparación: Freír seis dientes grandes de ajo en un poco de aceite de oliva hasta que estén dorados (pero procurando que no se quemen). Verter tres cuartos de litro de caldo de carne y dejar cocer un poco. Retirar del fuego, añadir dos claras de huevo y remover. Batir las dos yemas con dos cucharadas de vinagre de sidra y añadir a la sopa. Rectificar de sal y pimienta y añadir albahaca, tomillo, eneldo o perifollo poco antes de servir.
- Comer dos ajos crudos, por ejemplo frotados sobre el pan, cumplen el mismo objetivo.
- Zumo de berros (aumenta las defensas).
 Utilización: Diluir una cucharada de jugo fresco de berros por cada cinco cucharadas de agua o de suero de leche y tomar a diario durante un período de una semana. El berro puede irritar el estómago en personas sensibles.

La infusión de tomillo también ayuda en catarros, bronquitis, tos ferina, gripe, resfriados, asma, irritaciones de las vías urinarias, dolor de vientre e infecciones intestinales y, por lo general, en todas las enfermedades que conlleven debilidad e hipotermia.

Laringitis (Ver *Ronquera*)

Micosis de los pies (pie de atleta)
(Ver también *Hongos*)

La micosis de los pies se distingue por el enrojecimiento y la formación de escamas entre los dedos o en la planta del pie. A menudo, causa un desagradable picor. Suele estar provocada por hifomicetos, que acostumbran a desarrollarse en ambientes húmedos y calientes.

Indicaciones generales
Los pies húmedos y los zapatos cerrados ofrecen a los hongos unas condiciones ideales para su desarrollo. Lleve sólo calcetines de tejidos naturales y cámbielos a diario. No se recomienda el uso de zapatos fabricados con plástico, como las zapatillas de deporte.

Procure secar y airear bien los pies después de bañarse y antes de tratarlos con remedios naturales. Los pies deben estar secos antes de la aplicación de soluciones que contengan aceite.

Baño de pies
Utilización: Verter 1 litro de agua hirviendo sobre tres o cuatro cucharadas de hojas de salvia. Dejar reposar 10 minutos, colar y llenar con este líquido una palangana de modo que llegue a cubrir los tobillos. Agitar ligeramente y dejar los pies en remojo unos 10 minutos. Secar bien los pies, especialmente entre los dedos. Realizar a diario.

El siguiente preparado actúa con eficacia contra el persistente hongo que afecta a las uñas del pie: se han de aplicar unas gotas de esencias de lavanda y mirra diluidas en un poco de alcohol de 70 °C dos o tres veces al día en el lado inferior de la uña.

Fricciones

Realice una de las siguientes fricciones dos o tres veces al día durante al menos una semana, preferiblemente tras un baño de pies.

- De aceites esenciales.
  Utilización: Sobre la zona afectada, y durante una semana, echar unas gotas de uno de los siguientes aceites esenciales sin diluir: árbol de té, ajedrea silvestre, limón, tomillo o mirra.
- De limón o ajo.
  Utilización: Ungir la zona afectada con zumo recién exprimido de limón. También se puede utilizar jugo de ajo.
- De equinácea y caléndula.
  Utilización: Echar algunas gotas de tinturas de equinácea y caléndula sobre la parte afectada.
- De lavanda y mirra.
  Utilización: Mezclar 50 mililitros de aceite vegetal con 15 gotas esencia de lavanda y 15 gotas de esencia de mirra y dejar caer, gota a gota, sobre la zona afectada.

Orzuelos

Se trata de un inflamación infecciosa de las glándulas sebáceas del borde de los párpados, provocada sobre todo por cansancio y fatiga extrema. Los orzuelos son contagiosos, por lo que hay que evitar los pañuelos usados y el contacto con otras personas.

Apósitos
- De manzanilla y eufrasia.
Utilización: Mezclar manzanilla y eufrasia a partes iguales. Verter un cuarto de litro de agua hirviendo sobre dos cucharaditas de esta mezcla y dejar reposar 10 minutos. Empapar un algodón y aplicar caliente sobre el ojo cerrado durante 10 o 15 minutos.
- Con bolsitas de té (método rápido).
Utilización: Verter agua hirviendo sobre una bolsita de manzanilla y aplicar sobre el ojo cerrado durante 10 o 15 minutos.

Otitis (inflamación de oído)

Nuestro oído está unido con la zona nasal y la faringe mediante la trompa de Eustaquio. A través de esta conexión los agentes patógenos pueden extenderse también desde el cuello, la faringe o los dientes y llegar hasta el oído medio. La presión de las secreciones de la zona nasal también puede causar molestias. En los niños puede aparecer de repente una inflamación del oído medio causada por un resfriado mal curado. Se trata de una inflamación muy seria que requiere atención médica y no debe ser objeto de automedicación, ya que puede acabar provocando sordera si la inflamación se expande por el interior del oído.

Vendajes
Las vendas de cebolla son muy efectivas, incluso para niños.
Utilización: Picar una cebolla cruda lo más pequeña posible, envolver en un pañuelo y aplicar sobre la oreja. Fijar con una cinta para la frente. El efecto se intensifica si se pone una bolsa de agua caliente cerca de la oreja.

> *Precaución: no echar nunca gotas dentro de la oreja en caso de orificio o perforación en el tímpano o con una inflamación supurante del oído medio. La mera sospecha de ello debe eximir la automedicación: en las afecciones del oído el consejo médico es imprescindible.*

Gotas
- Con infusión de manzanilla.
  Utilización: Echar en el oído afectado unas gotas de infusión de manzanilla (tres cucharadas por un cuarto de litro de agua) a temperatura ambiente con una pipeta o un bastoncillo de algodón. Dejar actuar unos 15 minutos y secar a continuación el oído con mucho cuidado. No aplicar nunca la infusión caliente porque empeoraría la inflamación.

- Con aceite de oliva.
  Utilización: Dejar cocer 50 gramos de aceite de oliva durante 1 minuto con dos cucharadas de flores de manzanilla, colar y utilizar tibio como gotas para el oído.
- Con aceites esenciales.
  Utilización: Añadir 6 gotas de esencia de manzanilla y 6 de lavanda. Empapar un tapón de algodón e introducir en el conducto auditivo. La mezcla de esencias de lavanda y árbol de té resulta aún más potente.

Picaduras de insectos

Estas picaduras, especialmente las de avispas y abejas, pueden desencadenar reacciones alérgicas con fuertes hinchazones y un malestar físico generalizado. En este caso es imprescindible acudir urgentemente al médico.

Fricciones y aplicaciones
- Mezclar a partes iguales aceite esencial de lavanda y alcohol de 70 °C y hacer friegas sobre la picadura con unas gotas. También se pueden aplicar unas gotas de aceite esencial de lavanda directamente sobre la picadura.
- Echar gota a gota zumo recién exprimido de limón.
- Aplicar una rodaja de cebolla cruda sobre la zona de la picada y dejar actuar.
- Añadir 25 gotas de esencias de lavanda y de árbol de té en 100 mililitros de aceite de oliva y mezclar bien. Aplicar unas gotas sobre la zona dolorida.

En las picaduras de abejas el aguijón permanece en la piel y debe ser extraído inmediatamente. Retírelo con unas pequeñas pinzas presionando superficialmente la piel, pero nunca apretando profundamente porque allí se encuentra la parte venenosa del aguijón, que vacía su contenido a la mínima presión.

Prurito

El prurito generalmente aparece junto a eczemas, inflamaciones de la piel y enfermedades producidas por hongos. Encontrará recetas bajo estas denominaciones. Las siguientes plantas medicinales pueden ayudar a aliviar las molestias ligeras.

Apósitos
- Para inflamaciones.
  Utilización: Añadir dos o tres cucharaditas de flores de manzanilla en un cuarto de litro de agua hirviendo, dejar reposar diez minutos y colar. Aplicar compresas impregnadas en este líquido.
- Para eczemas irritantes.
  Utilización: Añadir una cucharada de corteza de roble o de hamamelis, o una mezcla de ambas, en un cuarto de litro de agua y llevar a ebullición. Dejar cocer a fuego lento durante diez minutos y colar. Impregnar las compresas en el líquido tibio.

Fricciones
- 1 o 2 gotas de aceites esenciales de tomillo o de menta piperita pueden ser útiles en caso de prurito. No aplicar en niños ni sobre pieles inflamadas, ya que actúan irritando fuertemente la piel.
- Vinagre antiséptico y calmante.
Utilización: Mezclar 15 mililitros de agua de melisa, 4 mililitros de esencia de clavo, 10 mililitros de esencias de limón y de lavanda y 60 mililitros de vinagre de vino blanco. Conservar en una botella. Utilizar diluido en agua como linimento contra el prurito.

Resfriado (Ver también *Gripe*)

Los resfriados son una de las dolencias más frecuentes. Si, por ejemplo, nos sentimos débiles, estresados o cogemos frío, nuestro cuerpo permite que se expandan diversos virus (agentes patógenos extremadamente minúsculos), provocando infecciones en las vías respiratorias superiores con dolor de garganta, ronquera, catarros, tos, fiebre moderada y dolor de cabeza y de articulaciones. Según el agente patógeno y la predisposición de cada persona, estos dolores son más o menos marcados y localizados. Puede darse sólo un catarro o aparecer varios de los síntomas descritos. Se pueden ver afectados la nariz, las fosas nasales, la faringe, la laringe, la tráquea, los bronquios y los pulmones. Las plantas medicinales especialmente indicadas para aliviar catarros, tos, ronquera y dolor de garganta las encontrará bajo sus correspondientes entradas.

Los resfriados se deben curar por completo, ya que, si no, la naturaleza se «desquita» de alguna manera con una recaída y una segunda infección bacteriana. Proporcione a su cuerpo la tranquilidad que necesita para curarse.

Si padece más de dos o tres resfriados al año, es posible que su sistema inmunológico esté debilitado. Un terapeuta puede ayudarle a regenerarlo.

Indicaciones generales
En las infecciones víricas, entre las que se incluyen los resfriados, lo más efectivo para favorecer el proceso de curación es el refuerzo del sistema inmunológico. Nuestro cuerpo debe estar preparado para afrontar el ataque por sus propios medios.

Lo mejor es comer poco y beber sólo tisanas y zumos durante dos o tres días para que el cuerpo se pueda concentrar en las defensas. En todo caso debería renunciar a las comidas difíciles de digerir. En las infecciones existe una gran necesidad de vitamina C, imprescindible durante la defensa. La vitamina C puede encontrarse en el zumo recién exprimido de limón y en los jugos de espino amarillo, de grosella y grano de saúco.

Para reforzar el sistema inmunológico
- Equinácea.
  Utilización: Al principio de la infección tomar 50 gotas, luego de 20 a 30 gotas cada dos horas los

dos primeros días y a continuación 30 gotas tres veces al día.
- Gotas de plantas frescas para aumentar las defensas.
Utilización: Mezclar 15 mililitros de tintura de equinácea y 10 mililitros de tinturas de ginseng ruso o de salvia y de tomillo. Tomar 25 gotas de esta mezcla diluidas en un poco de agua tres veces al día antes de las comidas en casos agudos (20 gotas para tomas de prevención). En curas preventivas, tomar durante cuatro semanas.
- Gotas de plantas frescas para la fiebre.
Utilización: Mezclar a partes iguales tinturas de corteza de sauce, tomillo y manzanilla. Tomar 25 gotas con un poco de agua tres veces al día antes de las comidas.

La raíz de eleuterococo, también conocida como ginseng siberiano o ruso, es un remedio para fortalecer y aumentar las defensas necesarias cuando se origina un resfriado. Estos preparados se venden en comercios especializados. No administrar en caso de fiebre, hipertensión y enfermedades cardíacas.

Tisanas
- Sudorífera y febrífuga.
Utilización: Mezclar a partes iguales flores de tila y saúco, tomillo y manzanilla. Verter un cuarto de litro de agua hirviendo sobre dos cucharaditas de esta mezcla y dejar reposar durante 10 minutos. Beber de

tres a cuatro tazas durante el día, procurando hacerlo a sorbos y tan caliente como sea posible.
- Para resfriados febriles.
Utilización: Mezclar a partes iguales flores de saúco y tila, corteza de sauce, tomillo y hojas de acebo. Verter un cuarto de litro de agua hirviendo sobre dos cucharaditas de esta mezcla y dejar reposar durante 10 minutos. Beber una taza caliente tres veces al día tras cada comida. Se puede endulzar con miel.

La remolacha roja tiene un efecto ligeramente reconstituyente y de aumento de las defensas debido a la betanina, un colorante del grupo de los flavonoides que le da un tono rojizo. La remolacha roja se puede tomar en ensalada o en zumo (de medio a 1 litro diario), que puede adquirir en comercios especializados en productos dietéticos.

Un potente trío contra los resfriados
Los preparados con enebro, limón y capuchina dan muy buen resultado en los resfriados. He aquí algunas aplicaciones útiles.
- Licor de enebro.
Utilización: Triturar bien finos 100 gramos de bayas de enebro y cubrir con 500 mililitros de alcohol de 70 °C. Dejar macerar durante 14 días, agitar varias veces al día. A continuación, filtrar y llenar una botella con el licor. Se puede ingerir y utilizar para hacer fricciones.

Para tonificar, limpiar la sangre o en infecciones, tomar un terrón de azúcar con 20 gotas de licor tres veces al día. En dolencias reumáticas y nerviosas, friccionar la zona dolorida.

- Jarabe de enebro.

Utilización: Hervir a fuego suave 500 gramos de bayas de enebro en 3 litros de agua, aplastar y seguir hirviendo un rato más. Colar la parte sólida e ir añadiendo miel a la pasta de enebro hasta que adquiera la consistencia de jarabe. Poner en un tarro y cerrar herméticamente. Tomas: para niños, dos cucharaditas antes de las comidas; en adultos, dos cucharaditas tres veces al día (también como reconstituyente).

- Aceite esencial de limón.

Utilización: Tras consultar con el médico, tomar tres veces al día 1 o 2 gotas con un poco de miel.

- Agua de limón.

Utilización: Verter 1 litro de agua hirviendo sobre las pieles cortadas a trocitos de 2 o 3 limones de cultivo biológico. Dejar reposar durante 10 minutos y añadir unas gotas de zumo fresco de limón. Esta bebida es muy refrescante.

- Zumo de capuchina.

Utilización: Tomar una o dos cucharaditas diarias del zumo exprimido de las hojas con un poco de agua (para fomentar las defensas).

- Té de capuchina.

Utilización: Verter un cuarto de litro de agua hirviendo sobre una o media cucharadita de capuchina y una cucharadita de una tisana de hierbas para resfriados. Dejar durante reposar 10 minutos y beber dos o tres tazas a díario.

Indicaciones para combatir resfriados de una manera natural

- Cura de sudor: hervir en un cuarto de litro de agua cuatro cucharaditas colmadas de flores de tila o de saúco y dejar reposar durante 10 minutos. Beber rápidamente la tisana muy caliente. A continuación tomar un baño caliente, empezando a 37 °C e ir aumentando la temperatura al tiempo que se deja correr el agua caliente hasta llegar a 40 °C. No permanecer en la bañera más de 5 o 10 minutos. Envolverse con el cuerpo aún húmedo en una sábana grande y caliente, cubrirse por encima con una manta de lana y estirarse en la cama. Al cabo de poco rato se empezará a sudar con intensidad. Tomar una ducha tibia y secarse a fondo. Después debe mantenerse reposo en cama.

Atención: la cura de sudor no debe llevarse a cabo en caso de problemas cardíacos o circulatorios, fiebre ni con el estómago lleno.

- Grog antigripal: mezclar en un vaso de agua tibia —Una gota de cada— aceites esenciales de orégano, clavel, jengibre, geranio, canela y tomillo y el zumo de medio limón. Beber uno o dos vasos al día.
- Zumo de limón: beber a diario el zumo de medio limón. Elevar la cantidad hasta 6 limones hasta que el resfriado esté completamente curado.

> **Indicaciones para combatir
> resfriados de una manera natural *(cont.)***
>
> • Baño medicinal: disolver 6 gotas de esencia de eucalipto, 4 de esencia de pino cembro y 3 de esencia de canela en un poco de crema o miel y añadir a la bañera llena con agua a 37 °C. Permanecer en él durante 15 minutos.
>
> • Gotas para el resfriado: mezclar 40 mililitros de tinturas de caléndula y de serbal y 10 mililitros de tinturas de equinácea y de hierba de san Juan. Tomar tres veces al día 20 gotas con un poco de agua.

Ronquera

Los síntomas de la laringitis son ronquera hasta la pérdida de voz, carraspeo, un desagradable picor en la garganta, ardor en todo el cuello, así como sensación de sequedad y dolor y angustiosas ganas de toser. El aire seco y polvoriento, el humo, gases y vapores de sustancias irritantes propician la aparición de trastornos en las vías respiratorias y también en la laringe.

Indicaciones generales

Si su laringe se ve afectada, cuide la voz y hable lo mínimo. Se deben evitar sustancias irritantes como el tabaco y el alcohol o las especias picantes. Beba en abundancia infusiones calientes y zumos ricos en vitamina C. Mantenga un nivel elevado de humedad en el aire en los espacios en los que se encuentre. En la entrada *Resfriado* (págs. 154 y sigs.) encontrará algunos consejos para fortalecer el sistema defensivo.

Tisanas
Un té de hierbas muy adecuado para la ronquera.
Utilización: Mezclar a partes iguales flores de candelaria, raíz de pimpinela, raíz de altea y hojas de raíz de uña de caballo (tusilago). Verter un cuarto de litro de agua hirviendo sobre dos cucharaditas de esta mezcla y tomar tres tazas al día endulzadas con miel, también muy recomendada para los casos de ronquera.

Inhalaciones
Utilización: Añadir las hierbas o esencias indicadas en las recetas en una fuente con 2 litros de agua caliente, cubrirse con una toalla y aspirar los vapores durante 10 o 15 minutos.

- Un puñadito de flores de manzanilla.
- 4 gotas de esencias de eucalipto y 4 de menta piperita.
- Esencias de cayeput, de pinocha y de lavanda (3 gotas de cada).

Agua para gárgaras
- Con manzanilla, salvia y pimpinela.
  Utilización: Mezclar las hierbas a partes iguales. Verter un cuarto de litro de agua hirviendo sobre tres cucharadas de la mezcla y usar cada 2 horas para enjuagar en profundidad y hacer gárgaras.

- Con árnica.
  Utilización: Verter un cuarto de litro de agua hirviendo sobre dos cucharaditas de flores de árnica y hacer gárgaras tres veces al día.
- Con limón.
  Utilización: Añadir el zumo de medio o de un limón entero en medio vaso de agua y hacer gárgaras tres veces al día.

Una bebida muy adecuada para calmar la ronquera y el picor de garganta es el hidromiel: diluir dos cucharaditas de miel en medio litro de agua hirviendo, dejar enfriar y añadir el zumo de un limón. Bébase a pequeños sorbos durante el día.

Vendaje para el cuello
- Caliente para inflamaciones crónicas.
  Utilización: Verter medio litro de agua hirviendo sobre un puñado de flores de heno y dejar reposar durante 10 minutos. Empapar la mitad de una toalla y poner alrededor del cuello procurando que la parte seca de la toalla quede por encima. Cubrirlo todo con una bufanda de lana.
- Frío para inflamaciones agudas.
  Utilización: Mezclar medio litro de agua fría con tres o cuatro cucharadas de vinagre de sidra. Aplicar según las indicaciones anteriores.

Sinusitis

Los senos nasales son cavidades revestidas de mucosidad situadas en la cabeza y comunicadas con las fosas nasales mediante unos pequeños orificios. Los senos maxilares se encuentran bajo los ojos en la zona de los pómulos, mientras los senos frontales en los huesos frontales por encima y detrás de las cejas. Se habla de sinusitis cuando se inflama la mucosa de los senos. Se da casi siempre en los catarros que duran más de 14 días. Los síntomas suelen ser claros: dolores fuertes y palpitantes en la región frontal en caso de sinusitis y junto a los lóbulos nasales en las inflamaciones de los senos maxilares. Los dolores se intensifican al inclinar la cabeza hacia delante. De la nariz gotea mucosidad o pus y las zonas afectadas de la cara son muy sensibles al tacto.

> *Si la sinusitis se repite periódicamente, también habría que considerar la posibilidad de que estuviera provocada por dientes con caries. Deje que su dentista haga una inspección a fondo.*

Indicaciones generales
Para facilitar la respiración se puede dejar evaporar en un humidificador de aire unas gotas de esencia de yema de pícea o una mezcla de esencias aromáticas desinfectantes. También se puede usar un quemador de acei-

te, así como aplicar rayos infrarrojos diez minutos al día en caso de inflamaciones crónicas.

Para inhalar en caso de sinusitis
- Tres o cuatro cucharadas de flores de manzanilla o una cucharada de tintura de manzanilla.
- Esencias de cayeput, pinocha y lavanda (3 o 4 gotas de cada).
- Esencias de manzanilla, lavanda y eucalipto (3 o 4 gotas de cada).
- 35 gramos de hojas de eucalipto y 20 gramos de hojas de tomillo y de menta piperita. Dosis: tres cucharadas.
- Esencias de eucalipto, menta piperita, manzanilla y yema de pícea o pinocha (3 gotas de cada).

Fricciones
- En ocasiones resulta de ayuda añadir media cucharadita de hierba de san Juan a una de las mezclas antes indicadas para inhalaciones y aplicar varias veces al día sobre la zona dolorida de los lóbulos de la nariz.
- Para aliviar en caso de sinusitis se pueden aplicar 2 gotas de esencias de lavanda y de manzanilla alrededor de los ojos en dirección a las sienes. Precaución: no llevar nunca los aceites esenciales directamente a los ojos ni aplicar demasiado cerca de ellos.

Tisanas
- Té de hierbas para sinusitis agudas.
  Utilización: Mezclar a partes iguales brotes de pícea, tomillo, hojas de salvia y flores de manzanilla. Verter un cuarto de litro de agua hirviendo sobre dos cucha-

raditas de la mezcla, dejar reposar 10 minutos y beber dos o tres tazas diarias.
- Infusión expectorante.
Utilización: Mezclar a partes iguales raíz de primavera y flores de candelaria. Verter un cuarto de litro de agua hirviendo sobre dos cucharaditas de la mezcla, dejar reposar 10 minutos y beber dos tazas diarias.

En catarros o sinusitis crónicas, no utilizar aceites esenciales porque resecan las mucosas.

Si la mucosidad se asienta en exceso, beber muchos líquidos tibios y tisanas expectorantes para aliviar la zona. También resultan recomendables las sopas calientes, especialmente las condimentadas con abundante ajo y cebolla.

Irrigaciones nasales
- De manzanilla.
Utilización: Hacer subir una infusión tibia de manzanilla a través de la nariz hasta que alcance la garganta.
- Con zumo de limón.
Utilización: Echar algunas gotas de zumo de limón en ambos lóbulos nasales varias veces al día, pero nunca si está muy irritado.

- Con agua salada.
  Utilización: Diluir media cucharadita de sal en una taza de agua tibia. Tapar un agujero de la nariz e introducir por el otro la solución salina manteniendo el vaso inclinado. Repetir lo mismo en el otro agujero. Realizar dos o tres veces al día si se nota que sienta bien.

Tos (Ver *Bronquitis*)

Vaginitis, moniliasis vaginal

Una vaginitis puede estar causada por hongos o por bacterias, especialmente si el sistema inmunológico está debilitado y la flora bacteriana natural de la vagina ha sido destruida, por ejemplo, con antibióticos. Las posibles molestias son: enrojecimiento, tumefacción, así como escozor y presencia de flujo blanquecino. Esta secreción de la vagina la causa la propia inflamación y puede oscilar desde una secreción acuosa hasta una amarillenta.

Tisanas
Para tratamientos internos, beba infusiones de pie de león.
Utilización: Verter un cuarto de litro de agua hirviendo sobre una o dos cucharaditas de hierba. Dejar reposar 10 minutos y colar. Beber entre 1 y 1,5 litros al día.

Gotas para ingerir
También son de ayuda las gotas de plantas reconstituyentes, antiinflamatorias y que favorecen la acción excretora.
Utilización: Mezclar a partes iguales tinturas de ajenjo,

salvia, tomillo, milenrama y ortiga. Diluir 20 gotas con un poco de agua e ingerir tres veces al día, antes de comer. Mantener un rato en la lengua antes de tragar.

Irrigaciones
- Para flujos densos.
  Utilización: Mezclar 40 gramos de corteza de roble y 20 gramos de hojas de romero, de salvia y de milenrama. Cocer a fuego lento tres o cuatro cucharadas de la mezcla con 1 litro de agua. Hacer irrigaciones una o dos veces al día durante una semana.
- Para leves irritaciones e inflamaciones.
  Utilización: Mezclar a partes iguales flores de manzanilla y hojas de salvia. Verter 1 litro de agua hirviendo sobre tres cucharadas de la mezcla y dejar reposar durante 10 minutos, colar y utilizar tibio para hacer irrigaciones una o dos veces al día durante una semana.
- Para infecciones vaginales y flujo blanco.
  Utilización: Cocer a fuego lento un puñado de flores de lavanda durante 10 minutos y utilizar tibio para hacer irrigaciones una o dos veces al día durante una semana.

En caso de vaginitis, y antes de realizar irrigaciones, debe consultarse con el ginecólogo. Una aplicación no adecuada puede causar más molestias y empeorar la inflamación.

Varices (Ver *Inflamación de las venas*)

Índice

Unos benignos germicidas 9

Cómo actúan los antibióticos 13
   Cómo surgen las resistencias 13
   Cómo funciona la defensa ante los gérmenes . . 15
   Algunos conceptos técnicos importantes 18

Las alternativas de la medicina natural 21
   Cómo actúan las plantas medicinales 21
   Elegir las dosis 25

El poder antibiótico de hierbas y especias 33
   Aceites esenciales 33
   Los efectos en el cuerpo 39
   Otros antibióticos vegetales 44

Posibilidades de aplicación 47
   Preparación de tisanas 48
   La utilización de los aceites esenciales 50

Conocer y utilizar las plantas medicinales 57
　Las diez plantas fundamentales 57
　Plantas medicinales con aceites esenciales
　y con otros elementos activos 79

Prevenir y curar: enfermedades de la A a la Z 89
　En qué pueden ayudar los antibióticos naturales .. 89
　Absceso 90
　Acné 92
　Aftas 95
　Anginas 96
　Bronquitis 98
　Catarro 107
　Cistitis (inflamación de la vejiga) 109
　Conjuntivitis 112
　Dermatomicosis 113
　Diarrea 113
　Dolor de muelas 119
　Eczema 120
　Fiebre 120
　Flujo 122
　Flujo blanco 122
　Furúnculo 122
　Gastritis (inflamación
　de la mucosa del estómago) 122
　Gingivitis 124
　Gripe 125
　Hemorroides 126
　Heridas y quemaduras 128
　Herpes 131
　Herpes simplex y herpes labial 133
　Hongos 134

Infección intestinal e inflamación intestinal 136
Inflamación de la mucosa de la boca 137
Inflamación de la mucosa del estómago 138
Inflamación de la mucosa de los ojos 138
Inflamación de la piel (dermatitis) 138
Inflamación de la vejiga 141
Inflamación de las venas (flebitis) 142
Inflamación de las vías urinarias 144
Inmunodeficiencia 144
Laringitis 147
Micosis de los pies (pie de atleta) 147
Orzuelos 150
Otitis (inflamación de oído) 150
Picaduras de insectos 152
Prurito 153
Resfriado 154
Ronquera 160
Sinusitis 163
Tos 166
Vaginitis, moniliasis vaginal 166
Varices 167